Guia da Boa Saúde

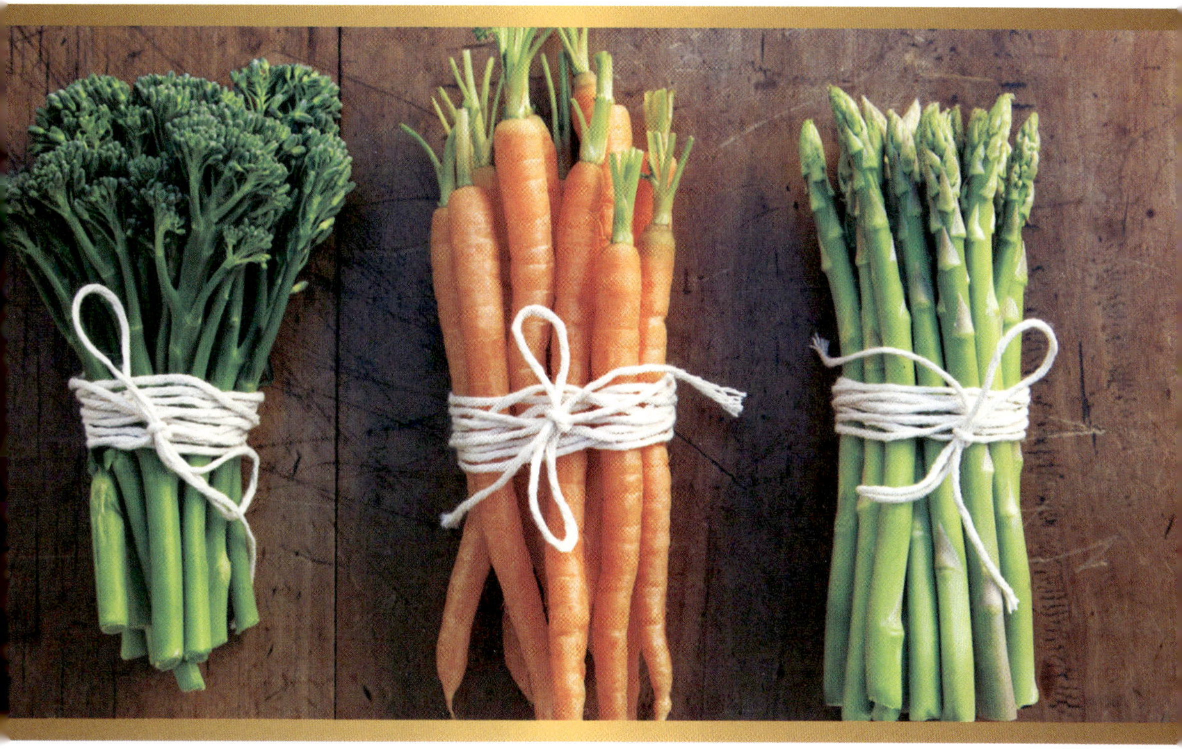

Conheça a Dieta Alcalina

Dario Chaves

Índice

Editorial

Você está preparado para mudar seu estilo de vida completamente? Sim, é sério, mudar para sempre! Se você está acostumado a sempre fazer a dieta da moda para emagrecer, um aviso: a Dieta Alcalina pode ser uma opção para a vida toda. Porque implica em mudar totalmente a alimentação. Não é uma dieta que simplesmente conta as calorias que você consome. Ao contrário, o consumo de calorias nem é a preocupação da Dieta Alcalina, pois o emagrecimento não é a principal finalidade.

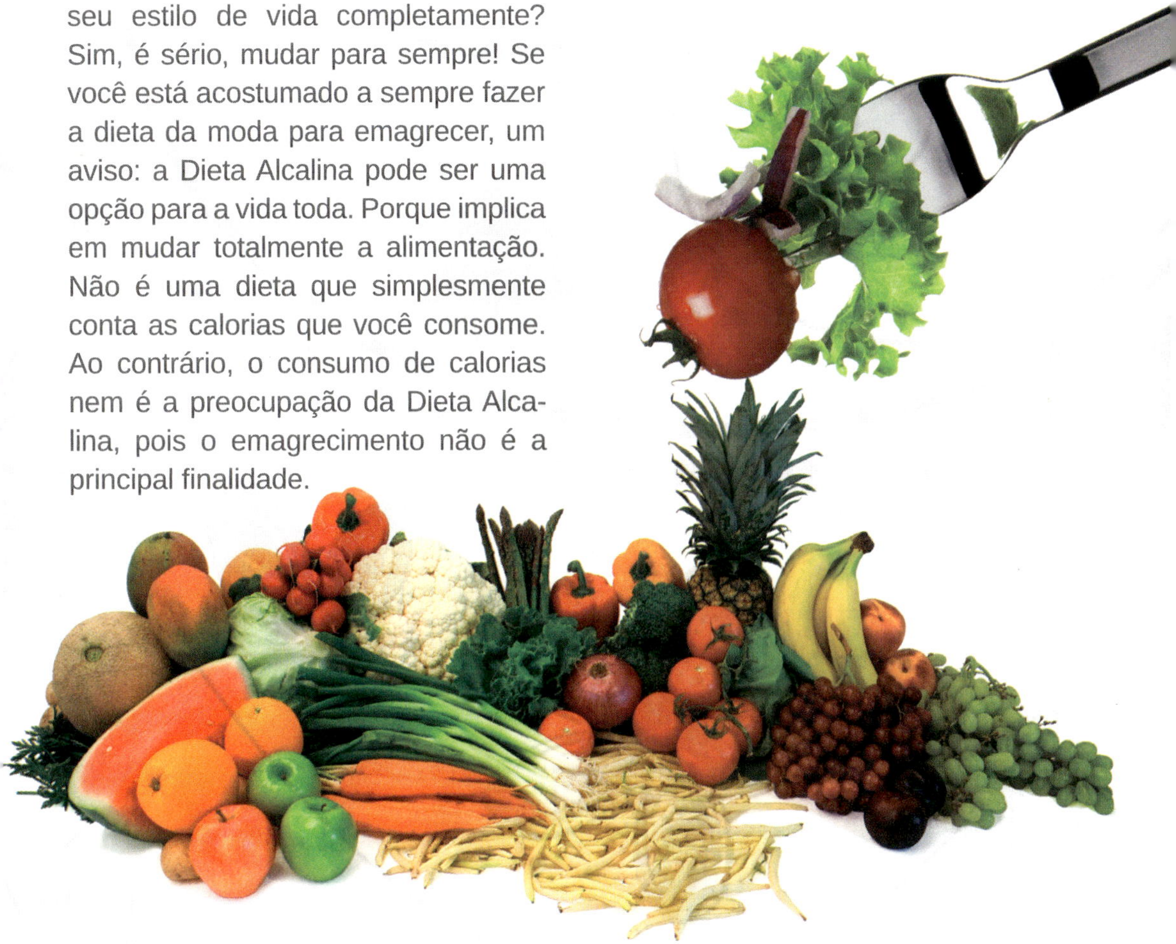

A Dieta Alcalina propõe que você tenha consciência de que tudo que consome irá se refletir no seu organismo e na sua saúde física e mental. É sua responsabilidade passar a ingerir apenas alimentos que colaborem para seu bem-estar, evitando os alimentos de origem animal e substituindo por uma

> *“Tenha consciência de que tudo que consome irá se refletir no seu organismo e na sua saúde física e mental.”*

FONTES: sites *Celebs Diet Measurements*, *Healthy Celeb* e *Wikipedia*. A altura e peso dos artistas citados podem variar de acordo com a fonte pesquisada e com o período em que as medições foram feitas.

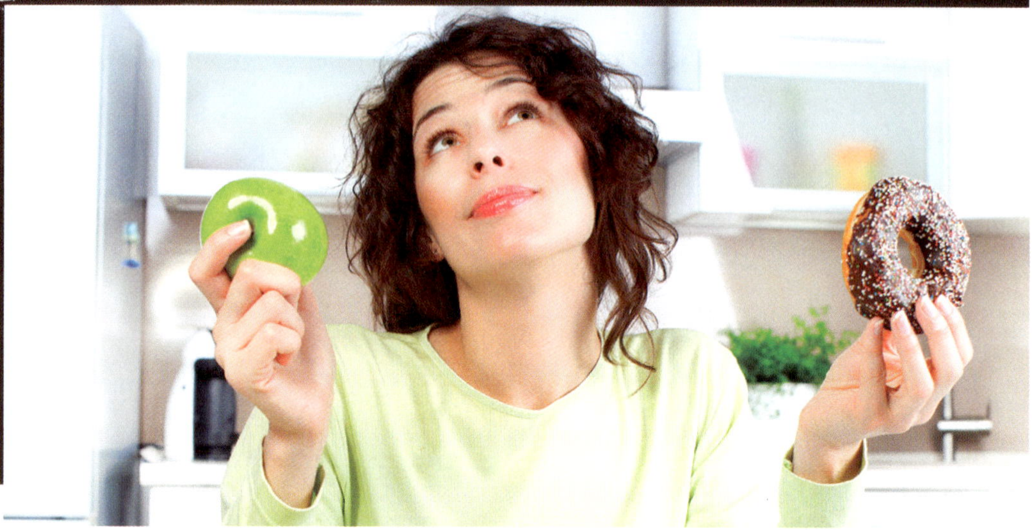

alimentação mais baseada em vegetais. Não é tarefa fácil, mas uma vez que você fizer essa escolha, irá descobrir que era mais fácil do que parecia, e que os resultados valem muito a pena! A preocupação da Dieta Alcalina é a sua saúde; a perda de peso é apenas um resultado adicional – já que não há comprovação de uma relação direta entre o consumo de alimentos alcalinos e emagrecimento.

Sangue é vida! Saúde também. O termo “alcalino” tem a ver com o pH. Nosso sangue é regulado em um pH que varia entre 7,35 e 7,45 – que é um pH ligeiramente alcalino. Na infância, esse pH é ainda mais alto, ou seja, ainda mais alcalino (quanto maior o pH de uma substância, mais ela é alcalina). Ao longo da vida vamos sendo submetidos a um ambiente e a uma alimentação ácida, baseada em açúcar, amido e proteínas animais. Essas substâncias deixam nosso organismo ácido, obrigando o deslocamento de minerais essenciais de várias partes do corpo para o sangue, a fim de mantê-lo naquele valor de pH alcalino ideal. Esse processo “acidifica” nosso organismo, provocando uma cadeia de acontecimentos em nossa biologia que nos faz perder energia, prejudicando nossa imunidade.

Se você quer mesmo dar início a uma grande mudança na sua vida, este pode ser o primeiro passo! Cabe a você continuar!

Dario Chaves

Capítulo 1

Dieta Alcalina: o que é e como surgiu?

A Dieta Alcalina é uma releitura da alimentação de nossos ancestrais, quando não existiam produtos industrializados e processados, por isso se consumiam alimentos mais naturais e livres de agrotóxicos (o que hoje chamamos de "alimentação orgânica").

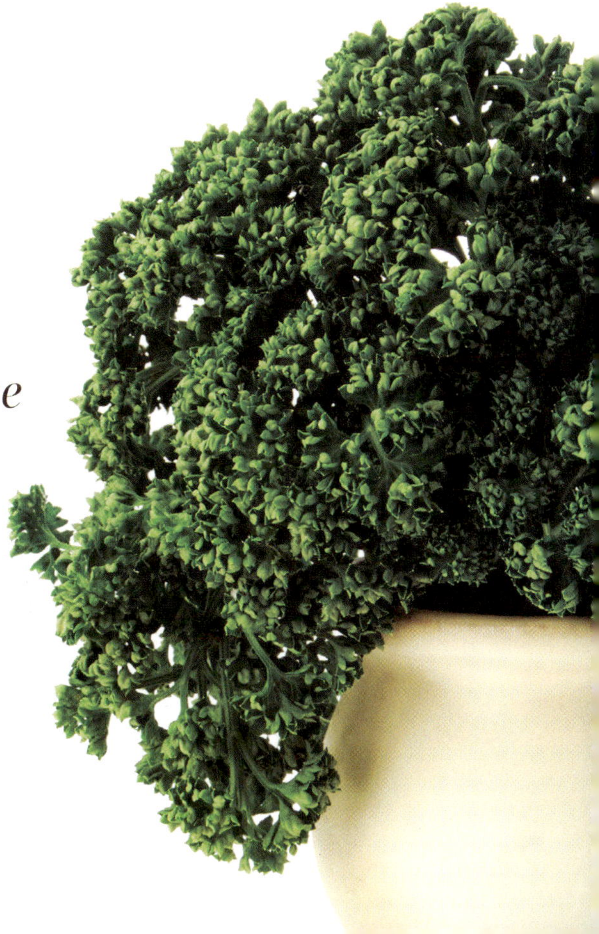

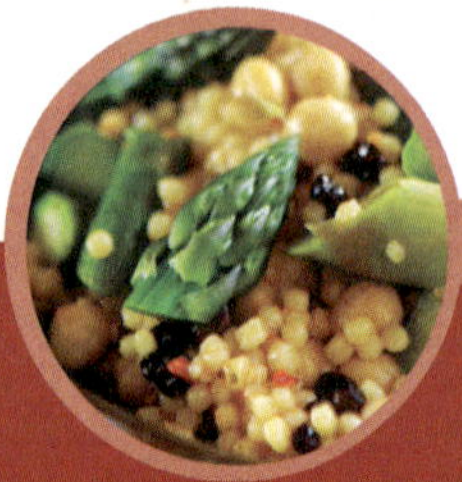

+ Alguns alimentos que são levemente ácidos (ovos, carnes brancas, arroz integral) podem ser combinados aos básicos e aos alcalinos: Folhas verde-escuras (espinafre, couve, couve-flor, couve-de-bruxelas, brócolis, repolho, alho, cebola e agrião).

> *"A saúde não está na forma física, mas na forma de se alimentar."*
>
> **Fábio Ibrahim El Khoury**

Era uma época em que alimentar-se bem era mais fácil e até instintivo, pois não havia opções de comidas muito nocivas ao ser humano. Estamos falando aqui de um período que vai de centenas a milhares de anos atrás.

Estudos recentes da medicina identificaram que a acidez no organismo pode provocar problemas físicos, como úlceras, problemas de pele, artrite, osteoporose, fadiga, mas também psicológicos, como depressão. Um organismo com pH equilibrado tem um metabolismo melhor e com maior capacidade de eliminar toxinas.

Quem primeiro colocou essa questão do pH dos alimentos em xeque foi o Dr. Robert Young, em seu livro "The pH Miracle" (traduzindo livremente, "O Milagre do pH"). Neste livro, Young defende que alimentar-se de comida que leve o corpo a ficar alcalino pode nos tornar mais saudáveis, permitindo também perder o excesso de peso rapidamente. Isso porque o corpo passa a funcionar de forma mais eficiente. Segundo o Dr. Young: "O excesso de acidificação no organismo é a causa de todas as doenças degenerativas. Quando o equilíbrio é rompido, o corpo começa a produzir e armazenar resíduos mais ácidos

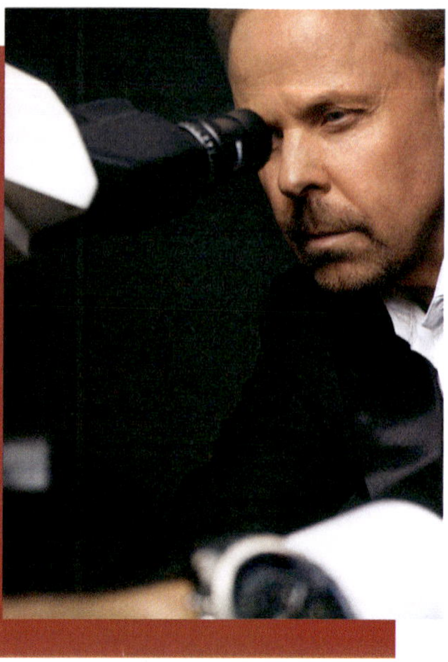

Dr. Robert Young, pioneiro no estudo do pH dos alimentos em benefício da saúde.

cap. 1

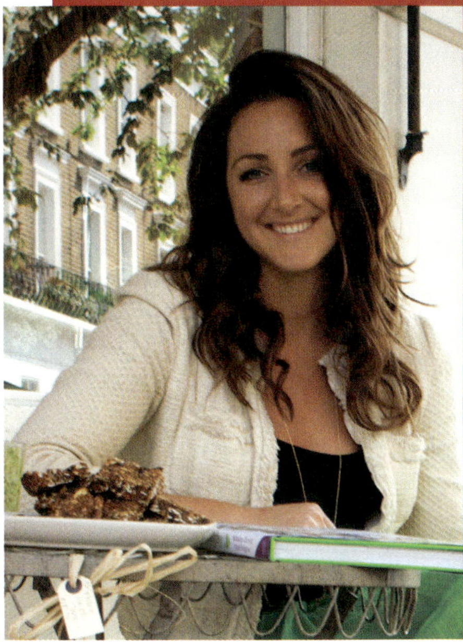
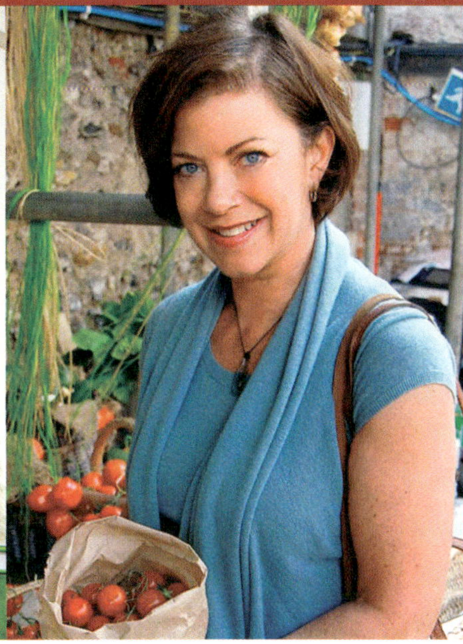

Natasha Corrett e Vicki Edson: um novo modelo de consumo com preferência por alimentos alcalinos.

e tóxicos do que ele pode lidar. Por isso, as doenças passam a se alimentar." Segundo ele, uma dieta muito ácida sobrecarrega os rins, os fígados e os pulmões. O metabolismo é prejudicado e os resíduos ácidos se acumulam. O organismo trabalha de modo a tentar manter o equilíbrio, extraindo de outros órgãos o potencial alcalino. Ele vai fazer o que for preciso para manter o pH do sangue equilibrado, mesmo que para isso tenha de prejudicar alguns órgãos, dando início a um processo de doença que pode se agravar se nada for feito.

Esses estudos levaram a chef Natasha Corrett e a nutricionista Vicki Edgson a propor um novo

> *"O excesso de acidificação no organismo é a causa de todas as doenças degenerativas."*
>
> **Dr. Robert Young em seu livro "The pH Miracle."**

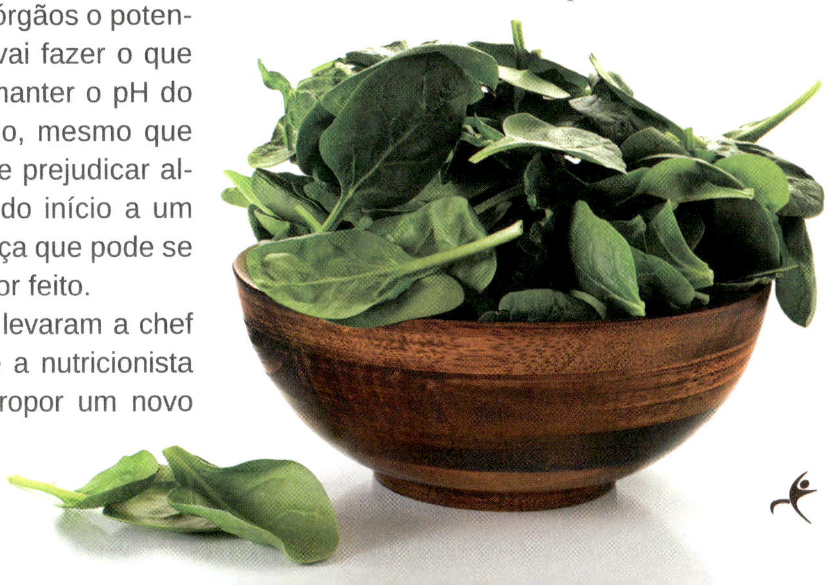

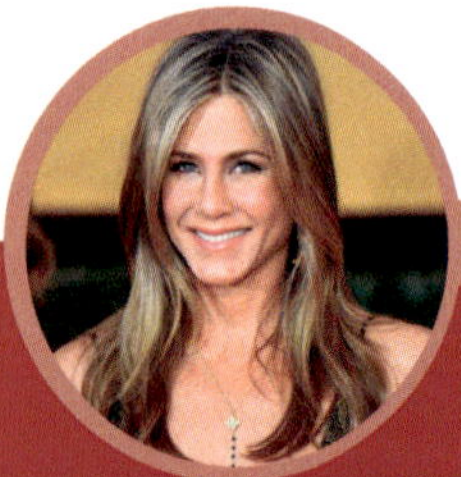

Jennifer Aniston

NOME COMPLETO:
Jennifer Joane Aniston
ORIGEM: Sherman Oaks, Califórnia, Estados Unidos da América
DATA DE NASCIMENTO:
11 de fevereiro de 1969
PROFISSÃO:
Atriz, diretora e produtora de filmes
SIGNO: Aquário
ALTURA: 1m67
PESO: 49,8 kg
FILMES E SÉRIES DE TV:
Friends (1994), Todo Poderoso (2005), Marley e Eu (2008), Quero Matar Meu Chefe (2011)
DIETAS:
Dieta Dukan, Dieta da papinha e Dieta Alcalina
ATIVIDADES FÍSICAS FAVORITAS NA HORA DE MALHAR:
Exercícios na academia seis dias por semana, como pilates (uma vez por semana), pesos (ela sempre leva pesos com ela para se exercitar nas pausas das filmagens), flexões, alongamentos, yoga (três vezes por semana). Com a dieta e toda essa atividade física, ganhou o título de "melhor corpo do ano de 2012" pela revista Fitness.

modelo de consumo de alimentos em que se dá preferência a comidas alcalinas. Elas publicaram um livro chamado "Honestly Healthy" ("Honestamente Saudável"), em que recomendavam que essa dieta deve ser seguida respeitando-se 70% de consumo de alimentos alcalinos e 30%, no máximo, de alimentos ácidos. Contudo, a dieta teria de ser seguida pela vida toda. Ou seja, trata-se de uma mudança definitiva do estilo de alimentação.

Dentre os alimentos que fazem o corpo ficar mais ácido, incluem-se todas as carnes, produtos lácteos e alimentos processados,

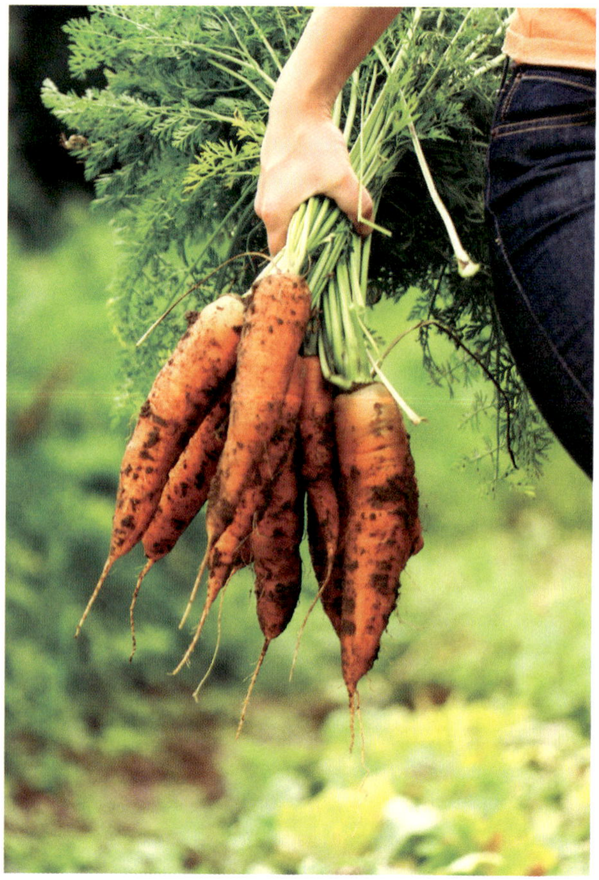

> *"Os alimentos mais simples proporcionam o mesmo prazer que as iguarias mais requintadas, desde que se remova a dor provocada pela falta."*
>
> **Epicuro**

cap. 1

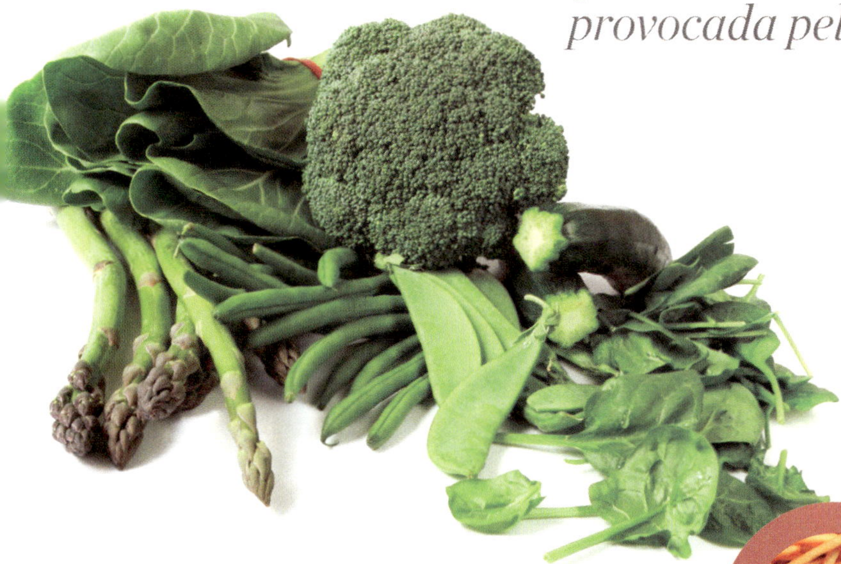

industrializados de todo tipo, incluindo açúcares, pães, biscoitos e bolos. Em pequenas quantidades, seu consumo não é prejudicial, mas comer alimentos formadores de ácidos coloca regularmente uma carga mais pesada para que os rins e o fígado possam sintetizá-los a fim de distribuir os nutrientes pelo corpo. Esses órgãos exigem um aumento de certos minerais para atuarem como "tampão" dessa acidez. Por exemplo, mais magnésio é exigido pelos rins para alcalinizar matéria residual, mas se não houver quantidade suficiente deste mineral disponível, os depósitos de magnésio podem ser lixiviados do tecido ósseo para dar apoio à função renal.

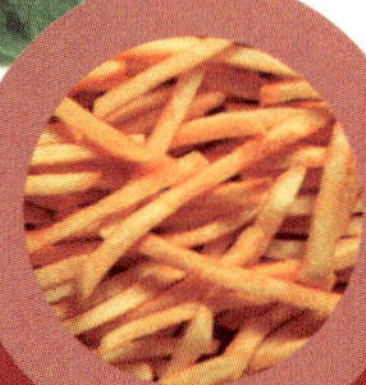

+ Existem alimentos extremamente prejudiciais para a nossa saúde (bebidas gaseificadas, batatas fritas e chips, doces, hambúrgueres e fast-food em geral, produtos lácteos, álcool etc.) e existem alimentos que são extremamente benéficos para a saúde (vegetais frescos e crus, sementes etc.).

"Dentre os alimentos que fazem o corpo ficar mais ácido, incluem-se todas as carnes, produtos lácteos e alimentos processados."

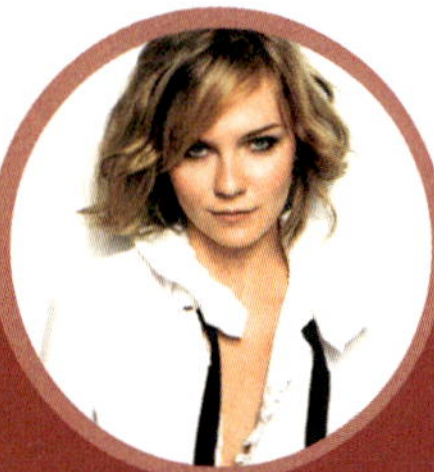

Kirsten Dunst

NOME COMPLETO:
Kirsten Caroline Dunst
ORIGEM:
Point Pleasant, Estados Unidos
DATA DE NASCIMENTO:
30 de abril de 1982
PROFISSÃO: Atriz e modelo
SIGNO: Touro
ALTURA: 1m70
PESO: 54,5 kg
FILMES E SÉRIES:
Jumanji (1995), Plantão Médico (1996/1997), trilogia Homem-Aranha (2002, 2004, 2007)
DIETAS: Dieta Alcalina
ATIVIDADES FÍSICAS FAVORITAS NA HORA DE MALHAR:
Academia com as amigas, box, dança, pilates

Quando as atrizes Jennifer Aniston, Gwyneth Paltrow e Kirsten Dunst, assim como a ex-Spice Girl Victoria Beckham, anunciaram que estavam seguindo a dieta, ela virou moda entre milhões de mulheres americanas e, pouco depois, se espalhou para o resto do mundo.

Nas próximas páginas, conheça mais sobre estas e outras celebridades que aderiram à Dieta Alcalina.

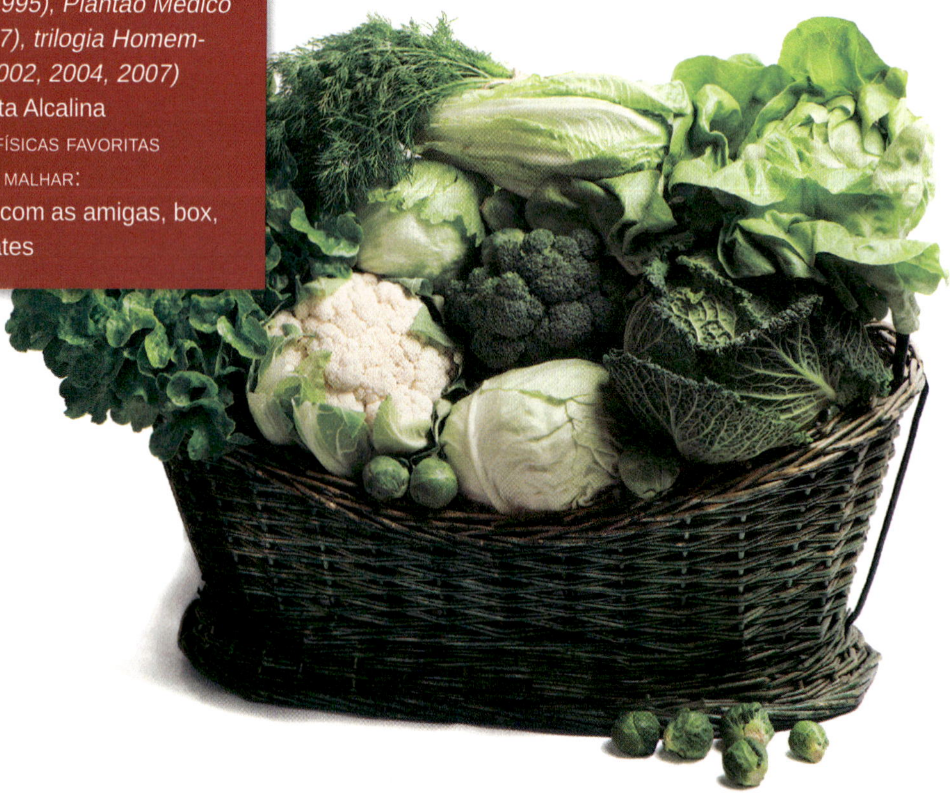

Capítulo 2

Por que comemos o que comemos?

Toda vez que se fala da saúde através da alimentação, sempre tem alguém que aparece com a seguinte pergunta: "Por que tudo que é gostoso faz mal ou engorda?"

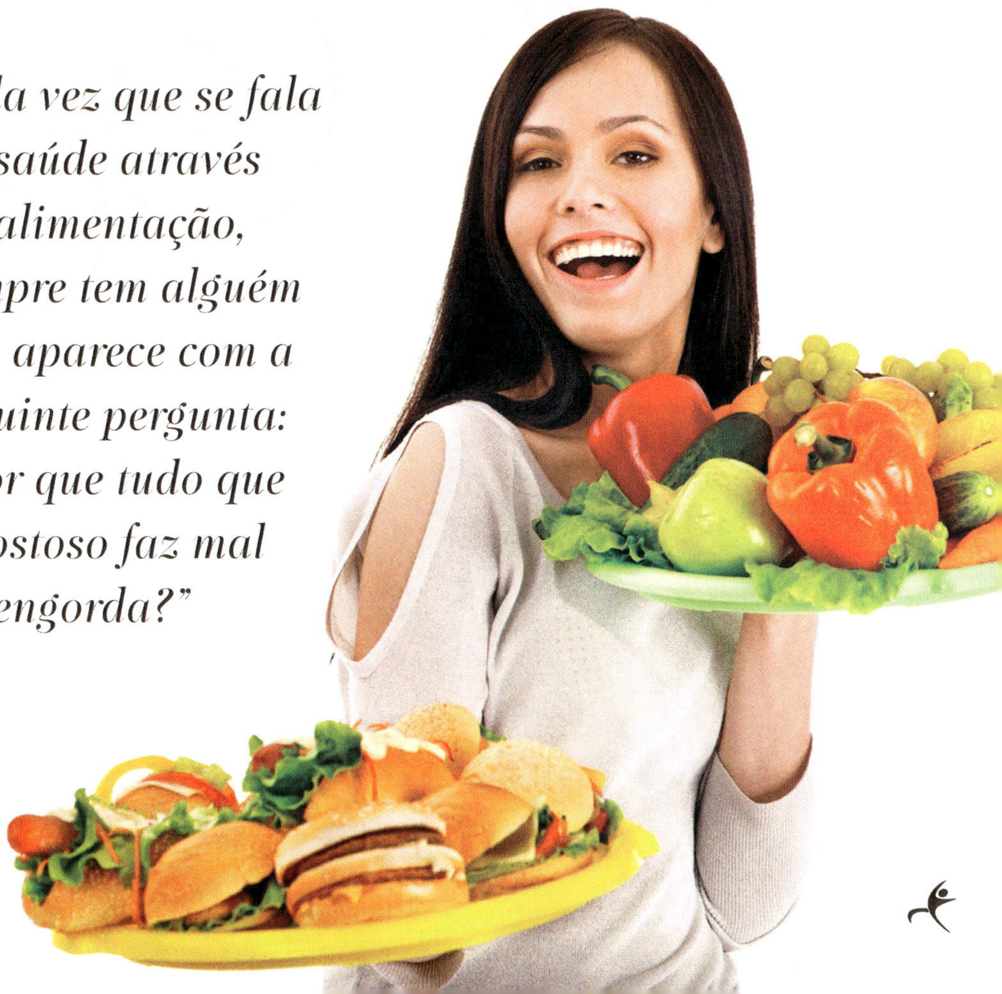

> *"A luta da vida é contra a retenção de ácido. O envelhecimento, falta de paciência ou energia, dores de cabeça, doenças cardíacas, alergias, eczema, urticária, asma, arteriosclerose e cálculos não são mais que o acúmulo de ácidos."*
>
> **Mencken**

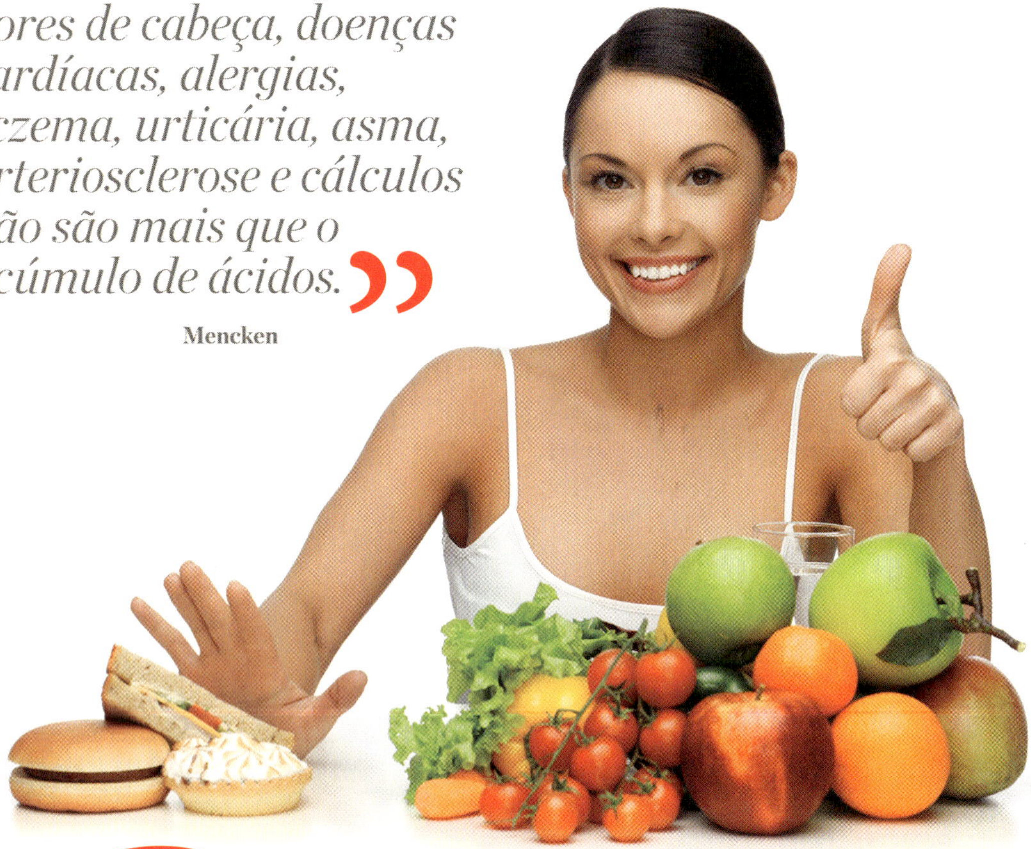

Refletindo um pouco mais sobre essa pergunta, podemos fazer outra pergunta: *"Quem disse que o que você acha que é gostoso é mesmo gostoso?"*

Nossa "cultura alimentar" foi herdada dos nossos antepassados diretos: nossa família. Mas essa cultura alimentar é muito anterior aos nossos pais, ela foi sendo herdada de geração a geração. Assim, se adoramos aquela deliciosa costelinha de porco no churrasco na praia no fim de semana, é porque "desde sempre" nosso organismo vem sendo acostumado a consumir essa carne. Um judeu não come costelinha de porco porque não faz parte de sua cultura alimentar, muito baseada nas práticas religiosas. Também as práticas religiosas fazem muitos habitantes da Índia (mais especificamente os hindus, dependendo da casta a que pertençam) cortarem a carne de seus hábitos alimentares: a vaca, para todo hindu, é um animal sagrado, pois é um presente da mãe divina Laksmi, porque fornece leite, queijo, coalhada e manteiga.

Na China, você já sabe, carne de cachorro é comum. Mas talvez você não saiba que uma das iguarias em Xangai (a maior cidade chinesa) é a sopa de placenta de veado. Baratas, aranhas, escorpiões, grilos, formigas... Tudo isso é comida para alguns povos do sudeste asiático. Então, o que é gostoso para você não necessariamente é gostoso para os outros. E vice-versa.

Essa questão do que é ou não gostoso é fundamental para o momento da vida em que você terá de optar por cortar certos alimentos do seu cardápio pessoal para buscar uma vida mais saudável ou para emagrecer. Toda dieta envolve algum tipo de restrição: você faz o sacrifício de deixar de comer algo de que gosta para ter mais saúde ou para perder peso.

Essa opção tem de ser bastante racional. Você precisa ter consciência clara de que, ao abandonar um determinado alimento, vai de fato contribuir para sua saúde. Se

"O que é gostoso para você não necessariamente é gostoso para os outros."

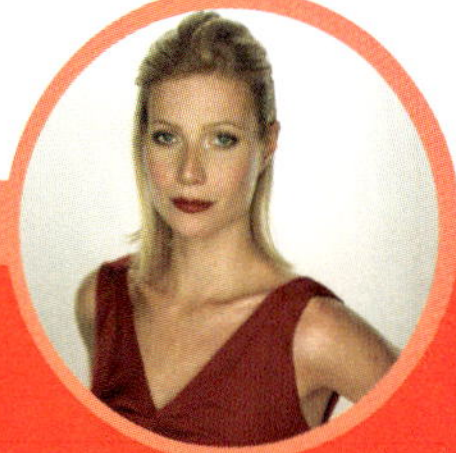

Gwyneth Paltrow

NOME COMPLETO: Gwyneth Kate Paltrow

ORIGEM: Los Angeles, Estados Unidos

DATA DE NASCIMENTO: 27 de setembro de 1972

PROFISSÃO: Atriz

SIGNO: Libra

ALTURA: 1m75

PESO: 60 kg

FILMES E SÉRIES: *Glee (2010), trilogia Homem de Ferro (2008, 2010, 2013)*

DIETAS: Macrobiótica e Dieta Alcalina

ATIVIDADES FÍSICAS FAVORITAS NA HORA DE MALHAR: Exercícios cárdio 45 minutos por dia, cinco dias por semana. Mais 45 minutos adicionais a cada dia de trabalho muscular, para fortalecer músculos e pernas.

não estiver convencido disso, em algum momento vai acabar voltando a consumir aqueles alimentos "malignos".

Contudo, as melhores dietas são aquelas em que não existe "alimento proibido". Depois de fazer tanto esforço em ficar sem consumir uma coisa de que tanto gosta, vez ou outra você pode se permitir comer isso novamente. Só não pode exagerar, senão todo o esforço pode ir por água abaixo.

Por isso é que essas opções devem ser conscientes, e você tem de entrar em acordo com seu estômago. Disciplina é essencial para conseguir atingir o objetivo de uma alimentação saudável.

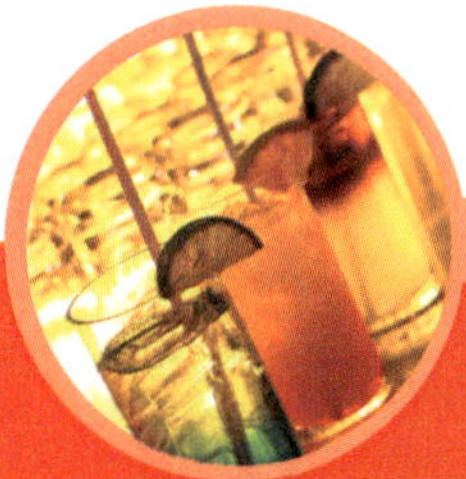

+ Alimentos industrializados passam por processos químicos que os deixam muito ácidos. O consumo exagerado de carne vermelha, sal, bebidas alcoólicas, café e açúcar também reduzem o pH, provocando acidez.

Você tem de dominar a sua vontade de comer! Sua saúde agradece...

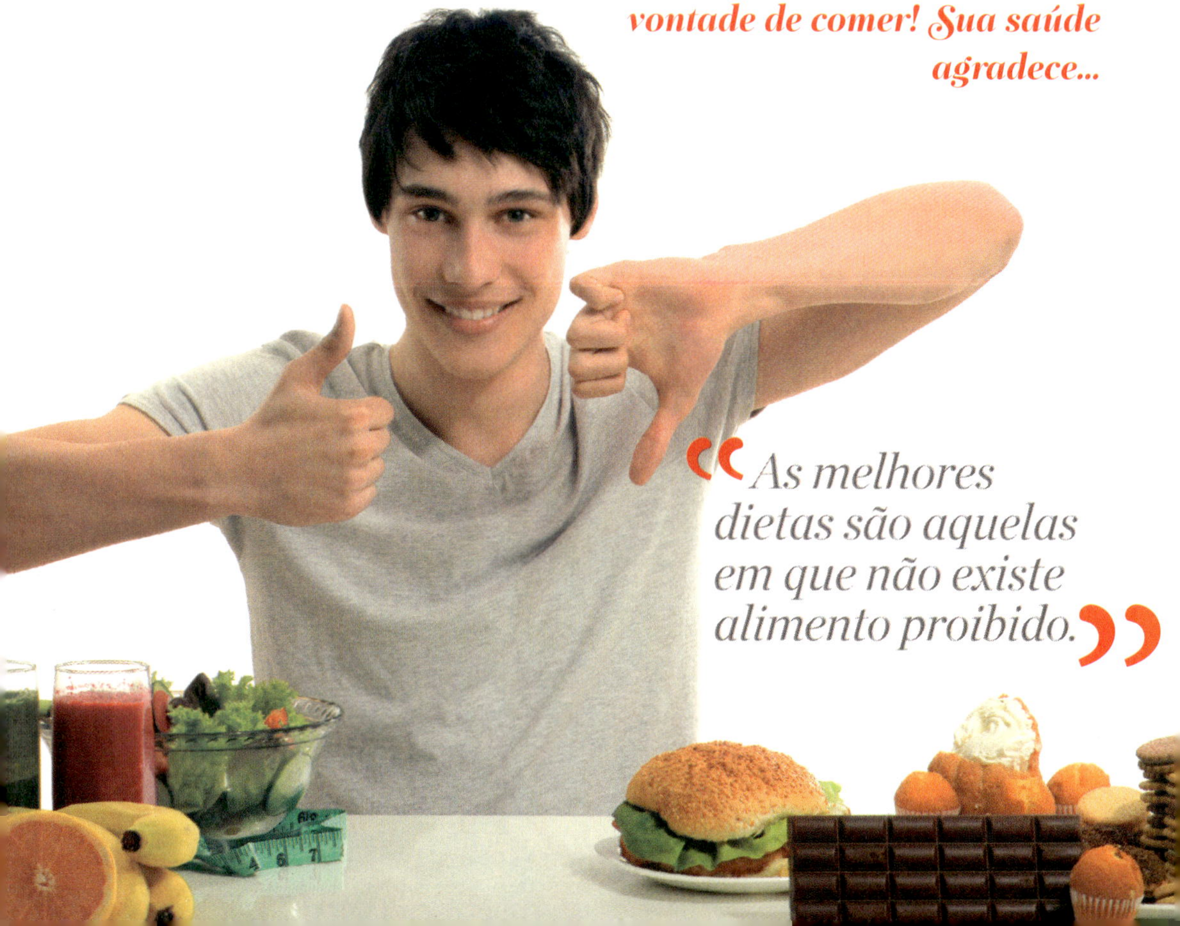

"As melhores dietas são aquelas em que não existe alimento proibido."

Capítulo 3

O homem e a comida na história

Você já deve ter ouvido ou lido em algum lugar esta frase: "Somos o que comemos".

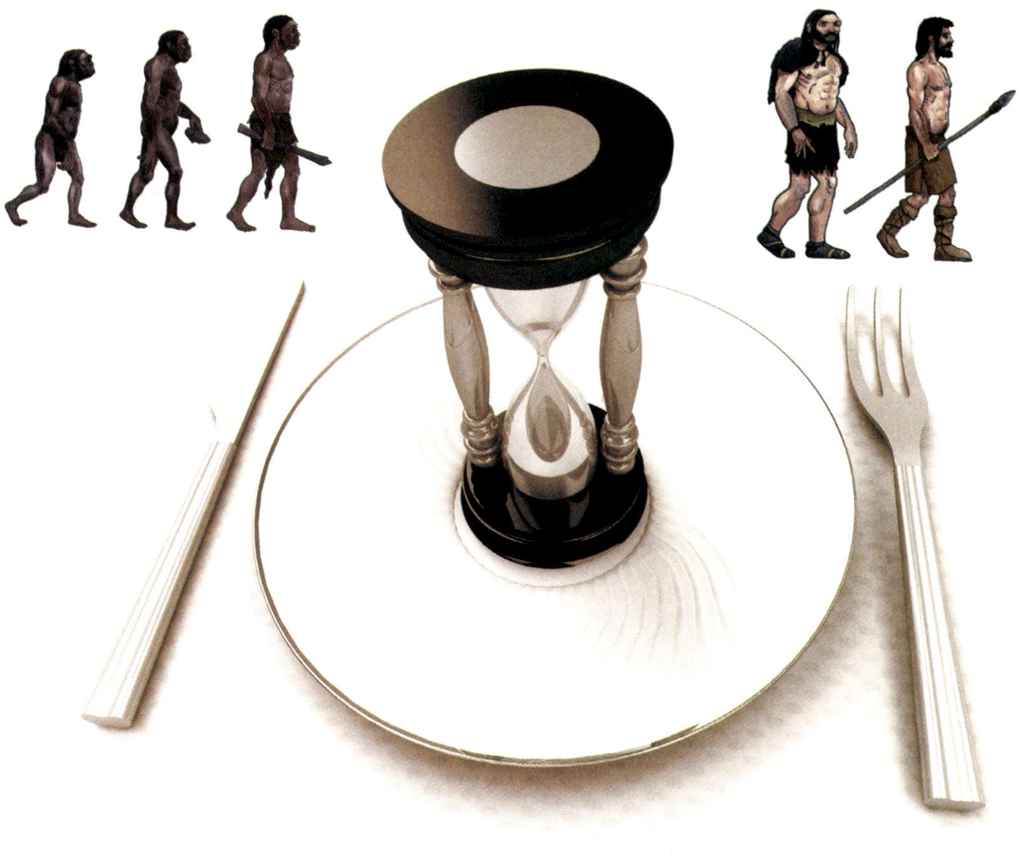

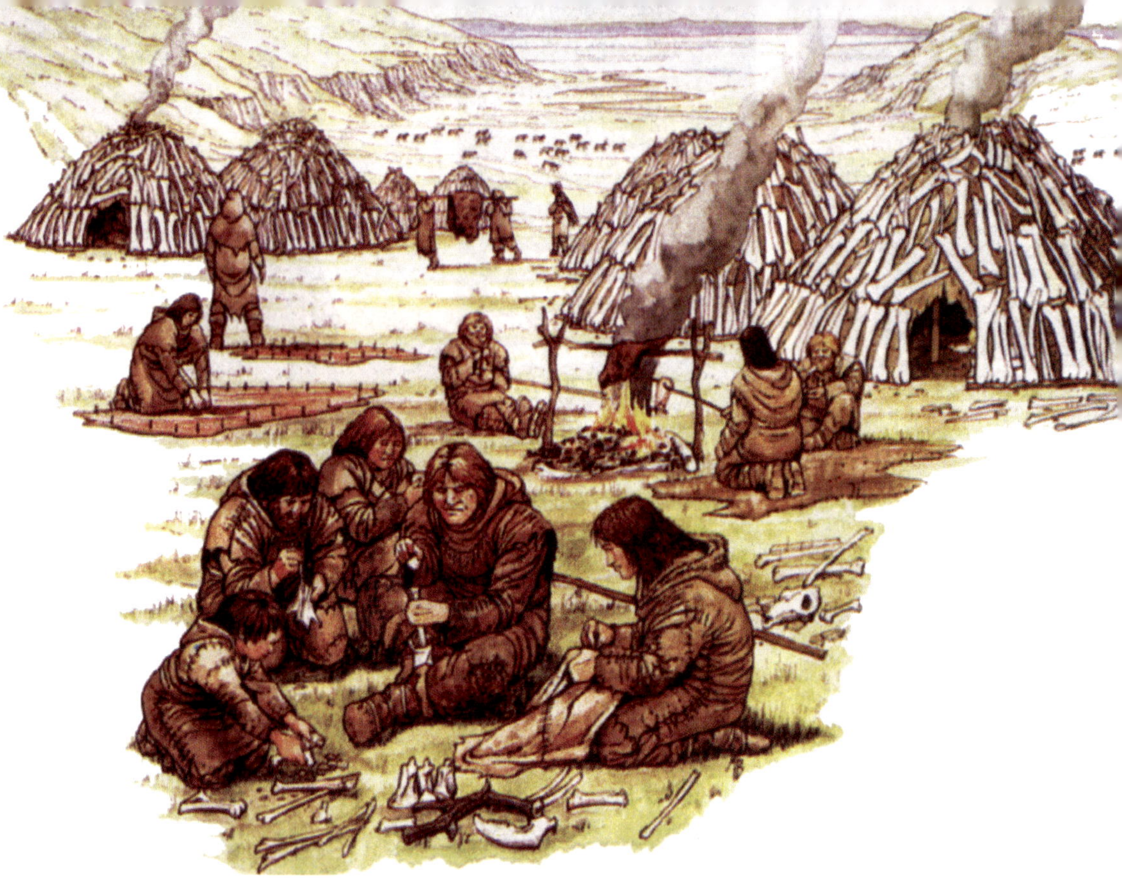

> *A alimentação saudável e a paz de espírito são os maiores e melhores remédios para todas as enfermidades existentes.*
>
> JOÃO A. FRANCO

O interessante é que essa frase não é empregada apenas com relação aos tempos atuais. Na verdade, ela tem até mais a ver com nossos antepassados distantes, de milhares de anos atrás. Uma das teorias sobre como nossa biologia evoluiu é que nossos ancestrais foram se adaptando para aproveitar ao máximo todos os nutrientes daquilo que comiam. Foi assim que nossos parentes distantes foram se desenvolvendo (ou “evoluindo”) mais e mais. Isso foi o que nos diferenciou da linha genealógica dos outros primatas: nossos ancestrais humanos tinham maior quantidade e variedade de alimentos do que outras espécies.

Quando a alimentação desses antepassados ficou mais rica em calorias e nutrientes, seus cérebros foram crescendo até o tamanho dos nossos cérebros como são hoje. Isso porque um cérebro grande como o dos humanos necessita de muita energia para se manter em atividade. Cérebros maiores proporcionaram um comportamento social mais complexo. Esse aumento do tamanho do cérebro foi acompanhado por outras evoluções biológicas que permitiram aos humanos evoluírem.

Essa rica dieta era composta mais por carne do que vegetais. E, no final, esse conjunto de transformações levou os antigos hominídeos a se tornarem o que somos hoje, os humanos em toda a sua complexidade biológica e mental.

Assim, na história da alimentação humana, a carne foi bastante importante para a evolução de nosso cérebro, pois proporcionou nos tempos antigos a quantidade de calorias de que nosso cérebro precisava para crescer. Por isso gostamos tanto de carne!! Nossa biologia (ou a "cultura alimentar" já citada acima) entende que carne é legal! Afinal, nossa evolução ocorreu ao se consumir carne.

Essa explicação acima é bem resumida. Cientistas continuam estudando o "passo a passo" dessa evolução humana que durou milhões de anos. Durante esse tempo, não só a alimentação da espécie humana mudou, mas também o modo de conviver socialmente, o modo de viver e de mudar de território até se espalhar por praticamente todo o planeta. Cada novo habitat (ambiente

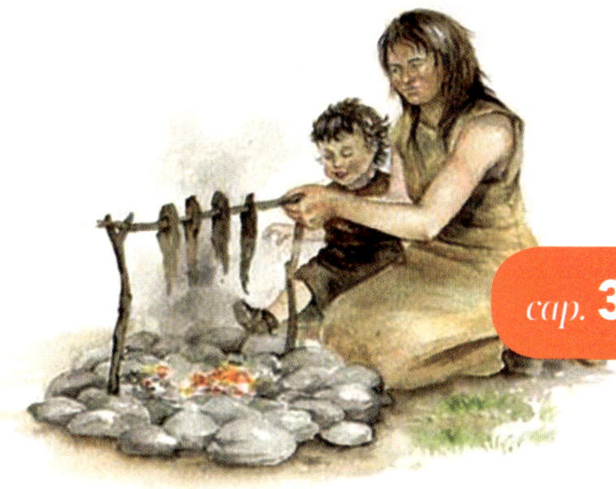

cap. 3

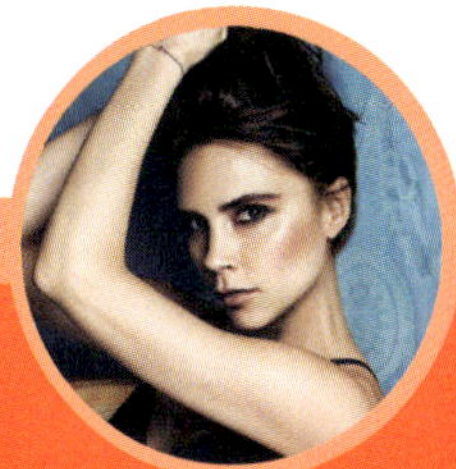

Victoria Beckham

NOME COMPLETO: Victoria Caroline Adams Beckham

ORIGEM: Harlow, Essex, Inglaterra

DATA DE NASCIMENTO: 17 de abril de 1974

PROFISSÃO: Cantora

SIGNO: Áries

ALTURA: 1m63

PESO: 53 kg

BANDA: *Spice Girls*

DIETAS: Dieta Alcalina

ATIVIDADES FÍSICAS FAVORITAS NA HORA DE MALHAR: Academia seis vezes por semana, fazendo esteira por alguns minutos (cerca de 10 km), exercícios cárdio (para garantir o bom funcionamento do coração), yoga. Ela também adora esportes atléticos para tonificar o abdome, braços e pernas.

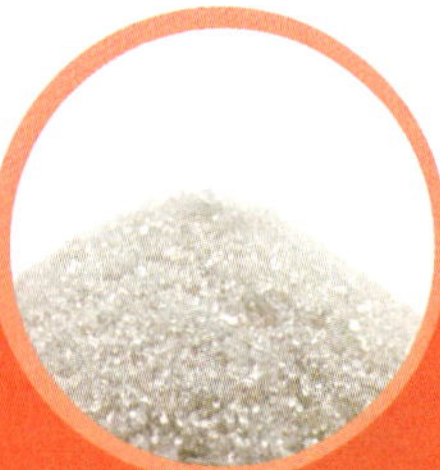

+ Proteína de origem animal, amido, açúcar e alimentos cozidos são os principais agentes acidificantes do organismo.

em que se vive, que inclui a temperatura e geografia de um local, dentre muitas outras características) obrigava o Homem a se adaptar e, para continuar a sobreviver, também o obrigava a evoluir. Toda essa evolução da variedade de alimentação e a capacidade de adaptação a diferentes ambientes fez com que o Homem se espalhasse e se multiplicasse até os mais de 7 bilhões de pessoas que habitam nosso planeta.

A carne já não é tão mais fundamental como há milhões de anos, por isso podemos nos dar ao luxo de entender melhor como nosso organismo funciona para fazer opções mais interessantes e que nos tragam mais benefícios para as necessidades de hoje. A evolução da agricultura e do preparo de alimentos vem permitindo a criação de vegetais com melhor conteúdo nutricional, fazendo as plantas ficarem parecidas com a carne no que se refere aos nutrientes de que necessitamos, com a vantagem de que os vegetais não possuem toxinas e gorduras nocivas ao organismo.

A natureza sempre busca o equilíbrio, assim como nosso organismo. Mas os hábitos alimentares e o estilo de vida moderno nos fizeram

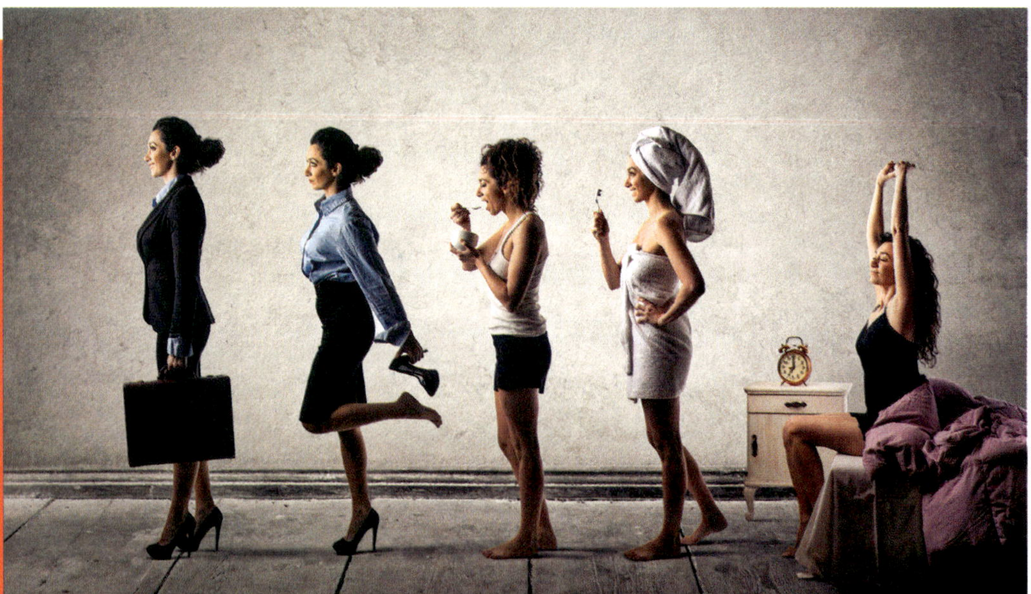

distanciar da prática que os nossos antepassados dos tempos bíblicos conheciam muito bem: coma somente o que você precisa, na quantidade e na qualidade. Nos tempos em que se passam alguns acontecimentos do Velho Testamento, há muitos relatos de pessoas que viviam mais de 150 anos e com saúde! Nós já nos desviamos desse conceito básico e óbvio, e introduzimos na dieta coisas que não são adequadas para nossos corpos, como os alimentos industrializados, que possuem altos níveis de calorias concentradas em uma pequena quantidade.

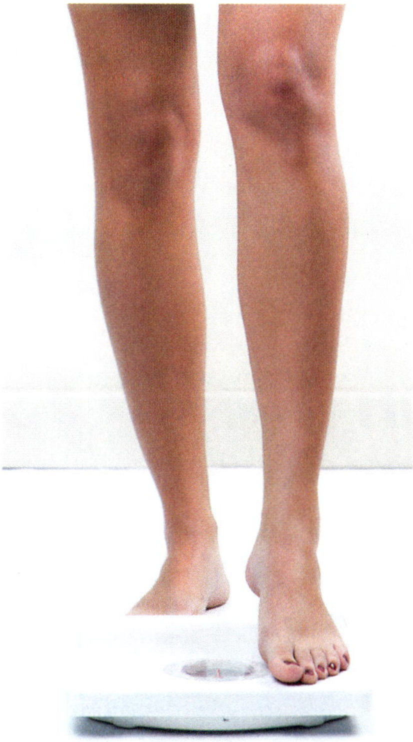

Dietas de baixa qualidade resultam em pessoas que vão perdendo a saúde ao longo do tempo. Crianças com alimentação inadequada ou de baixa qualidade podem ter um crescimento físico deficiente e cresce a taxa de mortalidade infantil também por causa disso. Por outro lado, já temos também altos índices de obesidade infantil. Comer mais não significa comer melhor. A busca pela saúde e o peso ideal faz com que busquemos cada vez mais alternativas de alimentação e dietas que nos ajudem a continuar evoluindo, para que possamos desfrutar de uma vida longa e sem males.

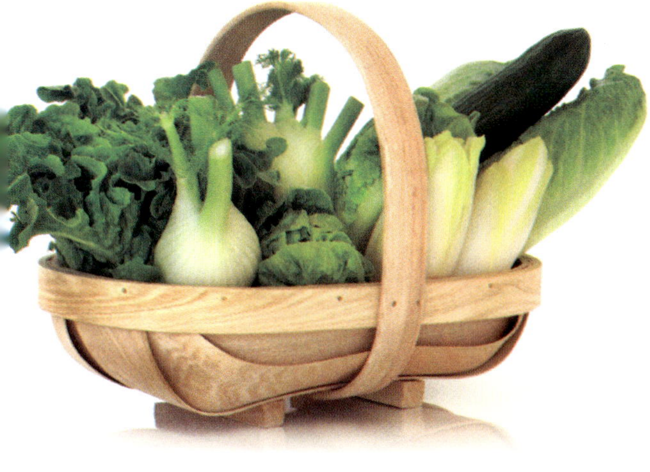

“A carne já não é mais tão fundamental como há milhões de anos.”

Alimentação Viva

Edmond Bordeaux Szekely (1905-1979) foi um grande estudioso dedicado a promover uma alimentação mais saudável.

Szekely classificou os alimentos, baseados em sua vitalidade, em quatro categorias, de acordo com suas qualidades e a forma como contribuem para a saúde:

Biogênicos

Que geram ou renovam a vida: sementes germinadas e brotos.

Bioativos

Que ativam a vida, pois ainda mantêm sua vitalidade: frutas, legumes, verduras frescas e cruas.

Bioestáticos

Que mantêm ou desaceleram a vida: alimentos cozidos, congelados e refinados.

Biocídicos

Que consomem ou destroem a vida: alimentos com produtos químicos ou radiações, conservantes e aromatizantes, dentre outros.

A partir dessa divisão, elaborou-se a "alimentação viva", que propõe a valorização da vitalidade contida nos alimentos. A culinária baseada nesse pensamento engloba um conjunto de elaborados de modo a facilitarem a digestão, sem processamento pelo fogo.

Seguir essa filosofia da Alimentação Viva inclui também a preocupação com a ética do consumo e os impactos ambientais provocados pelas ações de cada pessoa.

Buscar a alimentação saudável pode ser um exercício gratificante à medida que vai se evoluindo a partir dos alimentos biocídicos até se chegar aos biogênicos, quando então teremos alcançado a condição ideal para vencer o excesso de peso e conquistar a saúde.

cap. 3

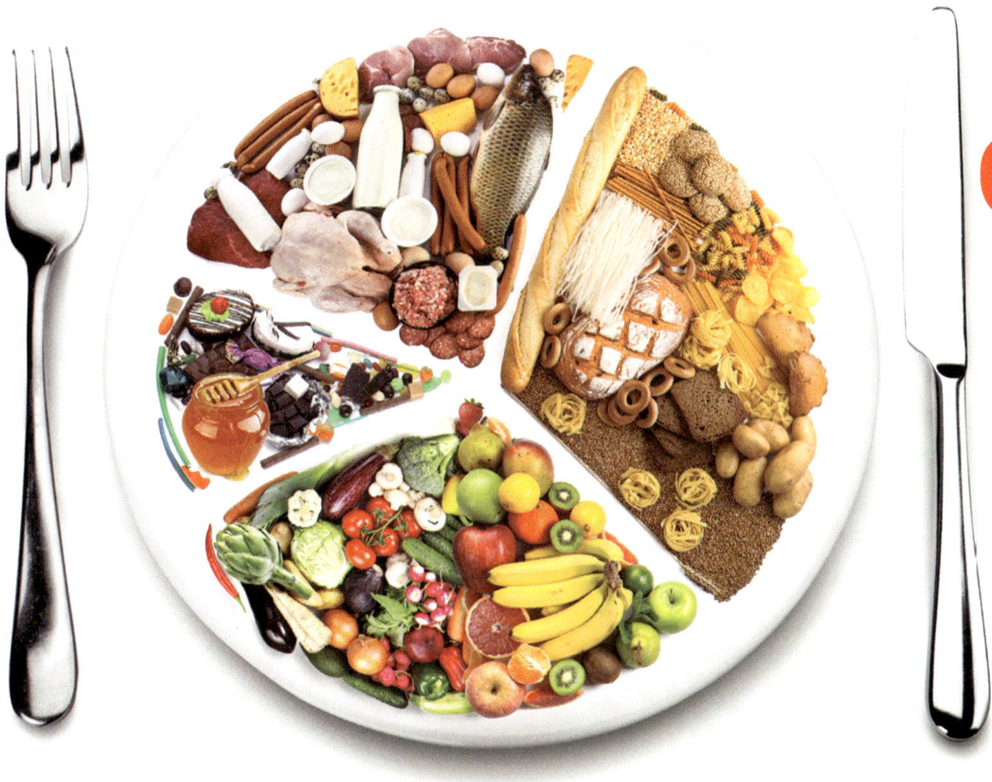

Essa conquista pode ser feita aos poucos, para que você vá adequando seu metabolismo e "treinando" seu paladar.

A alimentação viva revela um espetáculo de sabores. O mais difícil não é se acostumar à alimentação totalmente natural, mas sim se "desapegar" da alimentação convencional, que é "fabricada" com diversas substâncias e sabores "viciantes", mas que nada contribuem para a nutrição e a saúde de quem a consome.

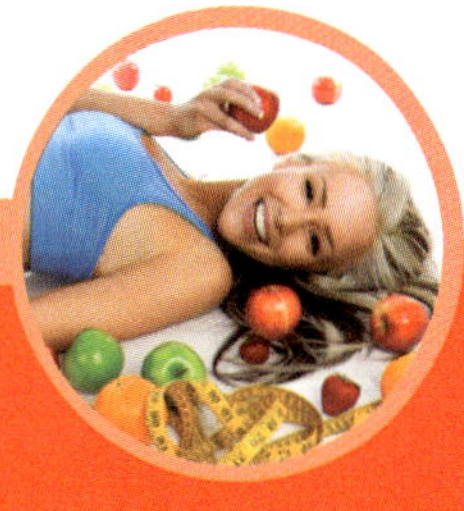

+Acrescentar à sua dieta os alimentos alcalinos não basta para recuperar a saúde. É necessário também cortar da alimentação os elementos nocivos. Somente assim você irá sentir os benefícios da dieta alcalina.

Comer bem é respeitar o planeta

Os melhores alimentos são aqueles que vão da terra para o prato. E isso faz parte da nossa verdadeira natureza.

Toda vez que abrimos um pacote de comida industrializada, estamos indo contra nossa natureza.

Alimentar-se bem, de verdade, significa respeitar a Terra, nossa casa coletiva em que habitamos.

Para demonstrar esse respeito, temos de buscar práticas que não prejudiquem o meio ambiente, pois os danos ao meio ambiente vão, um dia, se refletir no que vai parar no nosso prato de comida.

Economizar água é um modo de respeitar o planeta, pois a água é um bem comum a todos. “Economizar” não significa se privar da água, mas sim utilizar com inteligência e sem desperdício.

Calcula-se que, somente no Brasil, mais de 40 toneladas de alimentos são jogados fora todos os dias. Enquanto isso, milhões ainda passam fome. As opções alimentares, então, não se referem apenas a uma pessoa e ao seu corpo, mas englobam também toda uma sociedade que está conectada pelo ecossistema, que nos foi dado por Deus para que tomássemos conta.

É uma responsabilidade que cabe a cada um de nós.

“A alimentação viva revela um espetáculo de sabores.”

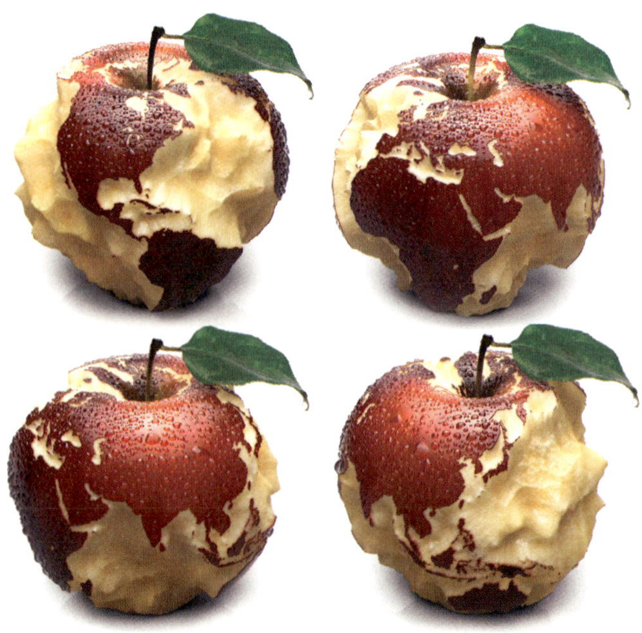

Capítulo 4

A Dieta Alcalina:
uma dieta para a vida toda

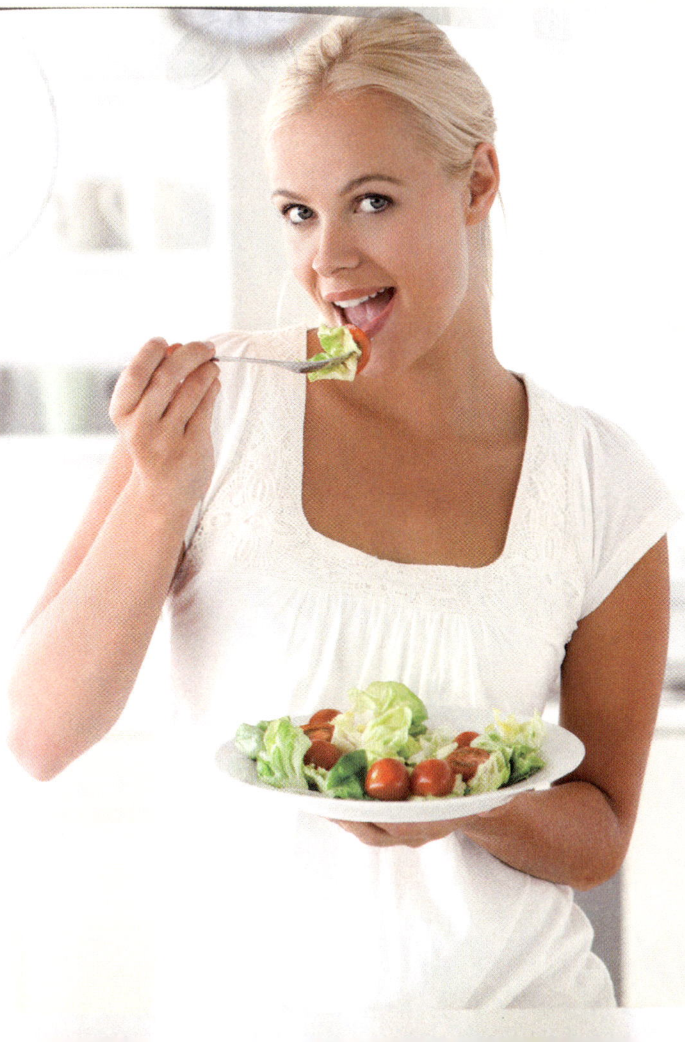

Entenda como funciona a digestão dos alimentos e a relação com o **pH**

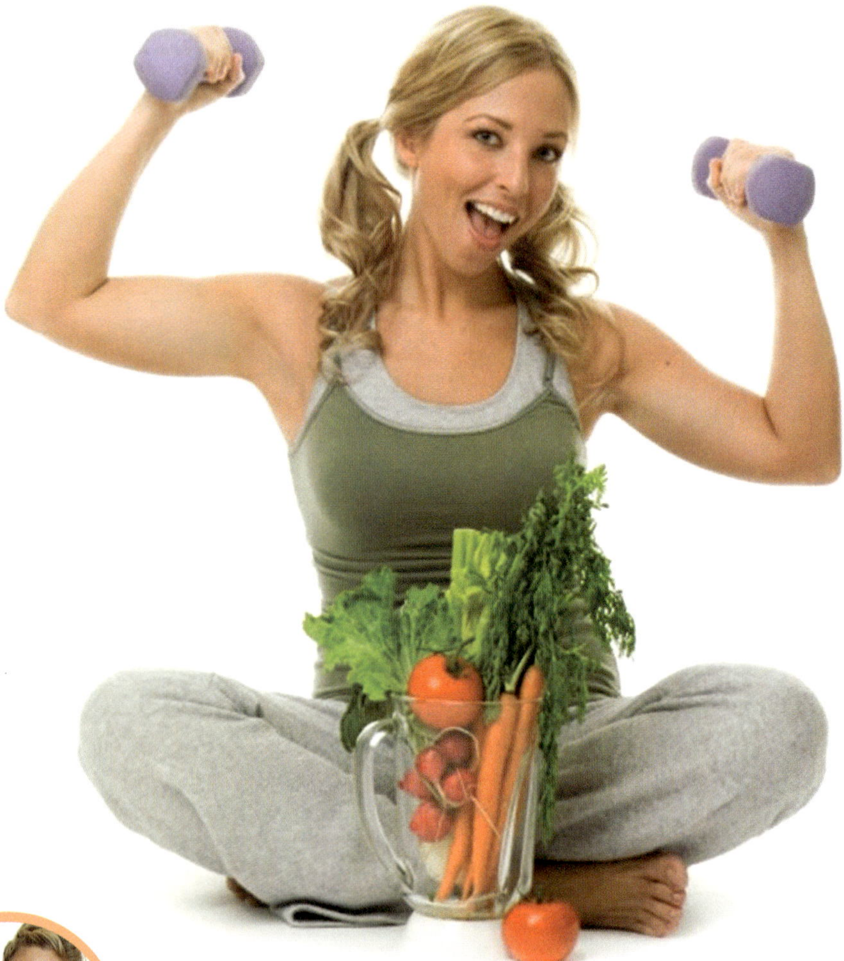

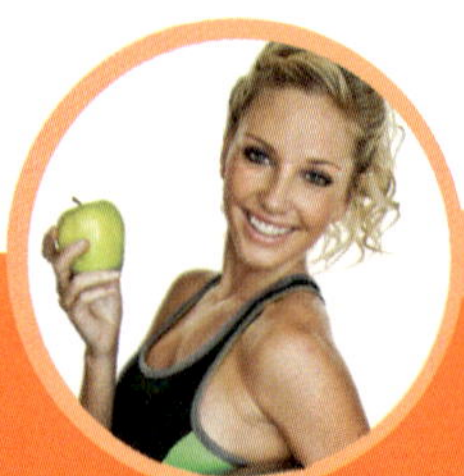

+ O pH ideal reduz inflamações, proporciona o detox das células, acelera os processos biológicos e contribui para a saúde, **proporcionando também não só a perda de peso, mas auxiliando no emagrecimento saudável**.

O pH do estômago é ácido, em torno de 1,5 a 2. Dentro do estômago, o ácido clorídrico contribui para destruir micro-organismos e amolecer os alimentos, também criando condições de pH ideais para que a enzima pepsina (principal enzima ativa no suco gástrico) possa assimilar as proteínas dos alimentos. Quando o alimento passa do estômago para o duodeno recebe o suco pancreático com pH entre 8 e 8,3. Essa drástica variação de pH busca eliminar o ácido dos alimentos, mas, dependendo do alimento, não é possível torná-lo alcalino. A acidez de alimentos como carne, leite e água de baixo pH é transmitida pela corrente sanguínea.

Alguns alimentos, mesmo que sejam ácidos na origem, se tornam alcalinos quando passam por esse processo da digestão entre estômago, duodeno e corrente sanguínea. É por isso que o limão, mesmo sendo uma fruta ácida, é recomendado na dieta alcalina.

Equilíbrio do PH

A dieta alcalina busca o equilíbrio alimentar que nossos antepassados distantes possuíam. Lógico que há milhares ou há milhões de anos não existia o conhecimento teórico sobre os alimentos, mas instintivamente a "dieta" dos tempos antigos era mais propícia a esse equilíbrio.

Assim, a dieta alcalina é uma releitura, com base científica, dos alimentos que nossos antepassados consumiam: sem alimentos processados, a ingestão era de alimentos mais puros, diretos da terra para o consumo.

"A dieta alcalina busca o equilíbrio alimentar."

"A vida é um instinto de crescimento – para a sobrevivência, para acumulação de forças, para o poder."

Nietzsche

cap. 4

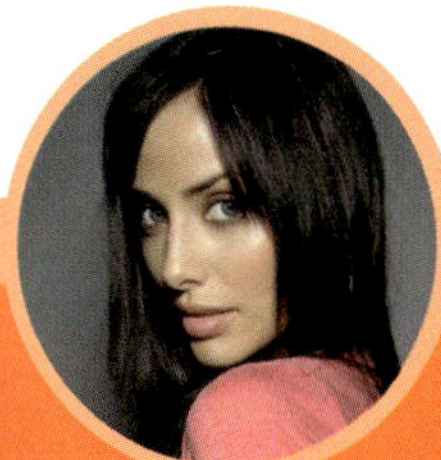

Natalie Imbruglia

NOME COMPLETO: Natalie Jane Imbruglia
ORIGEM: Central Coast, Austrália
DATA DE NASCIMENTO: 4 de fevereiro de 1975
PROFISSÃO: Cantora
SIGNO: Capricórnio
ALTURA: 1m70
PESO: 55,7 kg
DIETAS: Dieta Alcalina
ATIVIDADES FÍSICAS FAVORITAS NA HORA DE MALHAR: Exercícios peitorais, deltoides (ombros), agachamento, bíceps

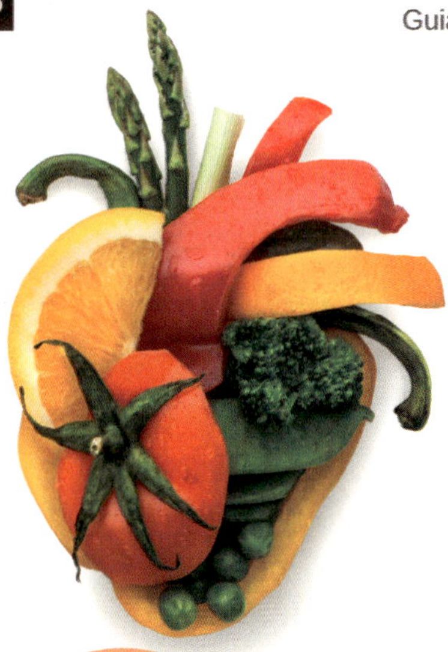

"O estresse desempenha um papel enorme para o corpo se tornar ácido."

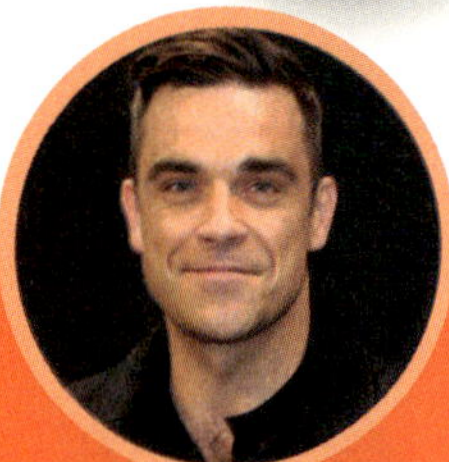

Robbie Williams

NOME COMPLETO:
Robbin Peter Williams
ORIGEM:
Staffordshire, Inglaterra
DATA DE NASCIMENTO:
13 de fevereiro de 1974
PROFISSÃO: Cantor
SIGNO: Áries
ALTURA: 1m85
PESO: NÃO DIVULGADO
BANDA: Take That
DIETA: Dieta Alcalina
ATIVIDADES FÍSICAS FAVORITAS NA HORA DE MALHAR:
Seu treinamento combina alternância entre alta e baixa pressão com um exercício que ataca a gordura em áreas mais difíceis de trabalhar.

Células do corpo que estão com alto teor ácido perdem oxigênio e energia necessários para manter o sistema imunológico forte e saudável. Com essa perda, as células perdem eficiência em se regenerar e se replicar, prejudicando a renovação celular de ossos, músculos e ligamentos, impedindo o desempenho máximo das funções biológicas do organismo.

E não se trata apenas de um equilíbrio físico. O equilíbrio mental, e até mesmo espiritual, também é importante. O estresse desempenha um papel enorme para o corpo se tornar ácido. Pode ser um estresse físico ou emocional; por isso, se o organismo está atuando muito além de suas capacidades, ou se a pessoa não dorme o suficiente e come muito "junk food", bebe álcool ou tem muitos desentendimentos com seu parceiro...

Tudo isso somado faz com que o corpo acabe entrando em colapso.

Capítulo 5

Por que Dieta "Alcalina"?

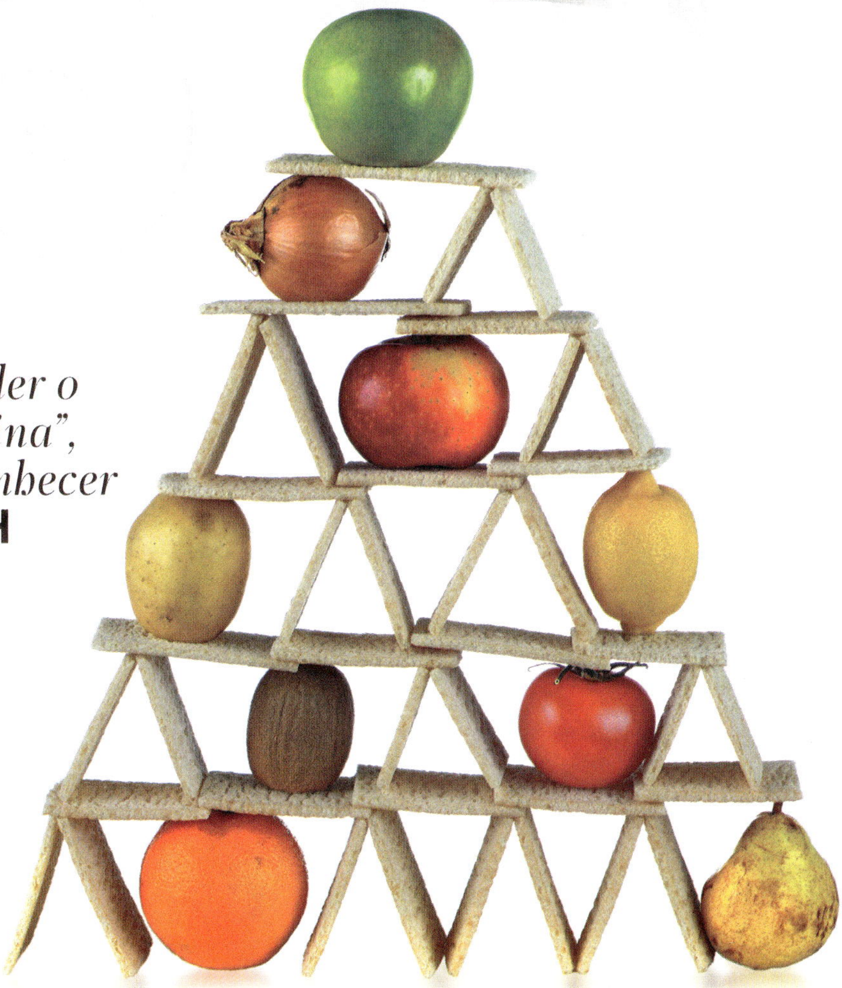

Para entender o que é "alcalina", temos de conhecer o que é o **pH**

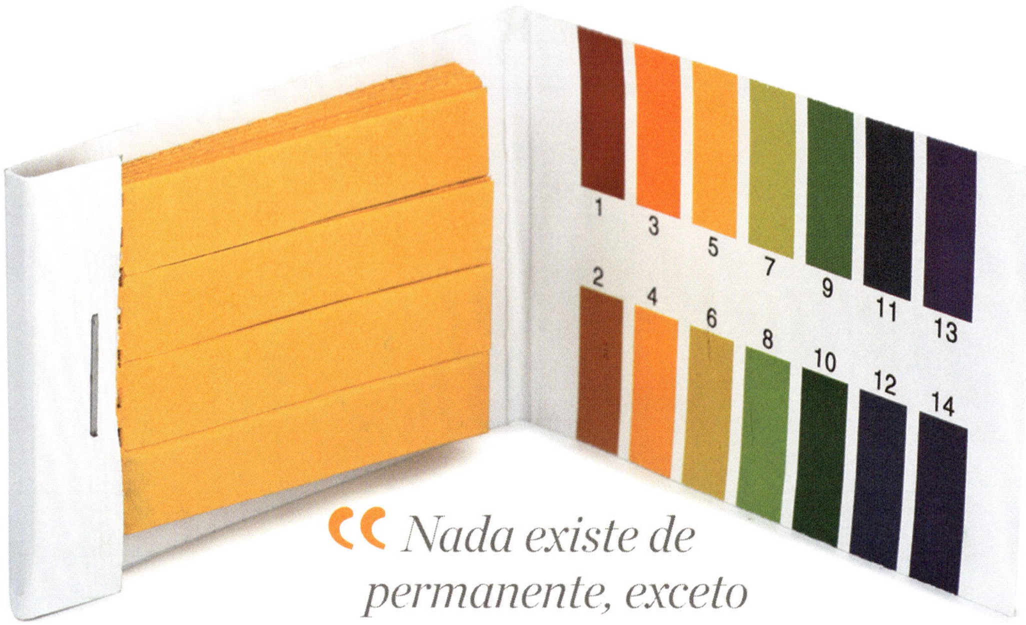

> *“Nada existe de permanente, exceto a mutação.”*
>
> HERÁCLITO

O pH significa “potencial hidrogeniônico”. Na prática, ele é uma característica de todas as substâncias, que varia de acordo com a concentração de íons de Hidrogênio contidos nessas substâncias. Os valores de pH variam de 0 a 14. E as classificações, de acordo com o valor do pH, seguem essa escala:

pH = 0,0 → .... **máximo de acidez**
pH = 7,0 → .... **neutro**
pH = 14,0 → .... **máximo de alcalinidade**

Só para ter uma ideia, veja o pH de algumas substâncias comuns no dia a dia:

Coca-Cola → **2,5**
Água de torneira → .... **entre 6,0 e 7,0**
Saliva Humana → .... **6,5 - 7,4**
Cloro → **12,5**

Parece uma variação muito pequena. Mas veja o quadro abaixo:

Variação de pH *de ácido para alcalino*

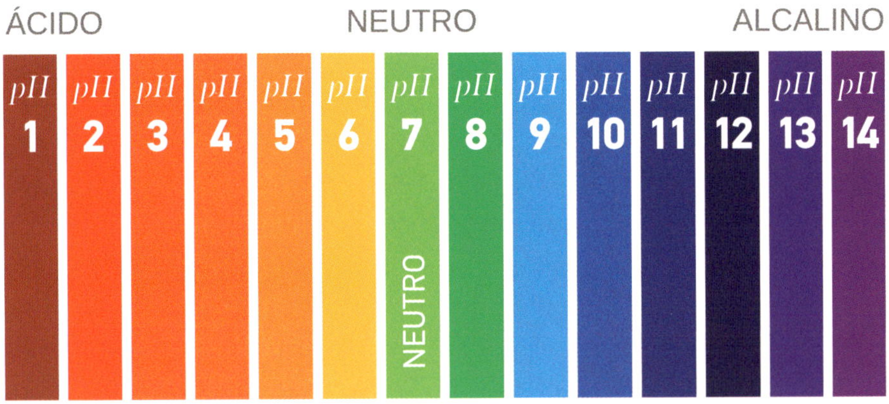

Para ter uma noção mais exata, vamos dar um exemplo comparando o pH 6 (pouco ácido) com o pH 7 (neutro): A cada número à esquerda, aumenta-se na proporção de 10 vezes. Assim, o pH 6 é dez vezes mais ácido que o pH 7. O pH 5 é cem vezes mais ácido que o pH 7. O pH 4 é mil vezes mais ácido que o pH 7. E assim por diante, sempre multiplicando por 10 a cada número.

Indo na direção contrária, do 7 para o 14: o pH 8 é dez vezes mais alcalino que o pH 7. O pH 9 é cem vezes mais alcalino que o pH 7. E assim por diante.

O pH é muito utilizado quando se lida com substâncias químicas. Saber o pH na agricultura também é importante. Em nosso país há muitos solos ácidos, só que cada tipo de plantação tem um pH mais adequado. Ao se conhecer o nível de acidez do solo, é possível fazer a correção do pH, até chegar ao pH adequado para o que se quer plantar.

Mas em escala global, uma pequena alteração no pH pode provocar alterações no meio ambiente. Nos últimos 100 anos, o pH dos oceanos diminuiu de 8,2 para 8,1 (por causa do aumento das emissões de gás carbônico

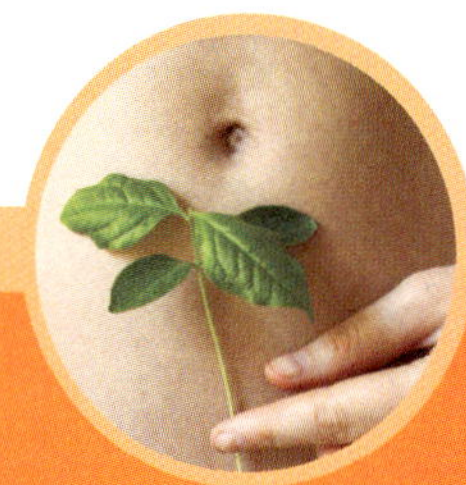

+ O pH do organismo é medido ao se fazer um exame de urina. Um médico irá verificar o exame para avaliar se a acidez está dentro dos padrões naturais.

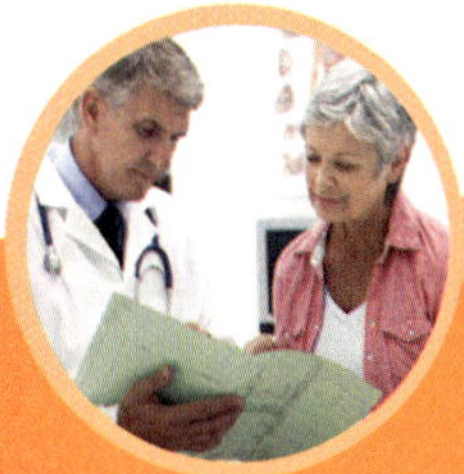

A Dieta Alcalina retira as carnes gordurosas e propõe maior consumo de frutas, legumes e verduras. Uma alimentação balanceada nessa direção ajuda na reeducação alimentar.

"Saber o pH na agricultura é importante."

no ar), causando impactos negativos na vida marinha. Se uma diferença tão pequena no meio ambiente já causa mudanças sérias, então talvez tenhamos de prestar atenção nisso e tentar entender melhor como é essa relação entre o pH e a nossa saúde.

A dieta alcalina tem exatamente essa proposta: fazer com que nosso organismo passe a deixar o sangue mais alcalino, a fim de favorecer a eliminação de toxinas (veja a página 34, "Sangue") e proporcionar saúde e longevidade para que possamos viver por mais tempo e com melhor qualidade de vida.

Talvez não vivamos 150 anos como nossos antepassados bíblicos, mas por que não podemos tentar?

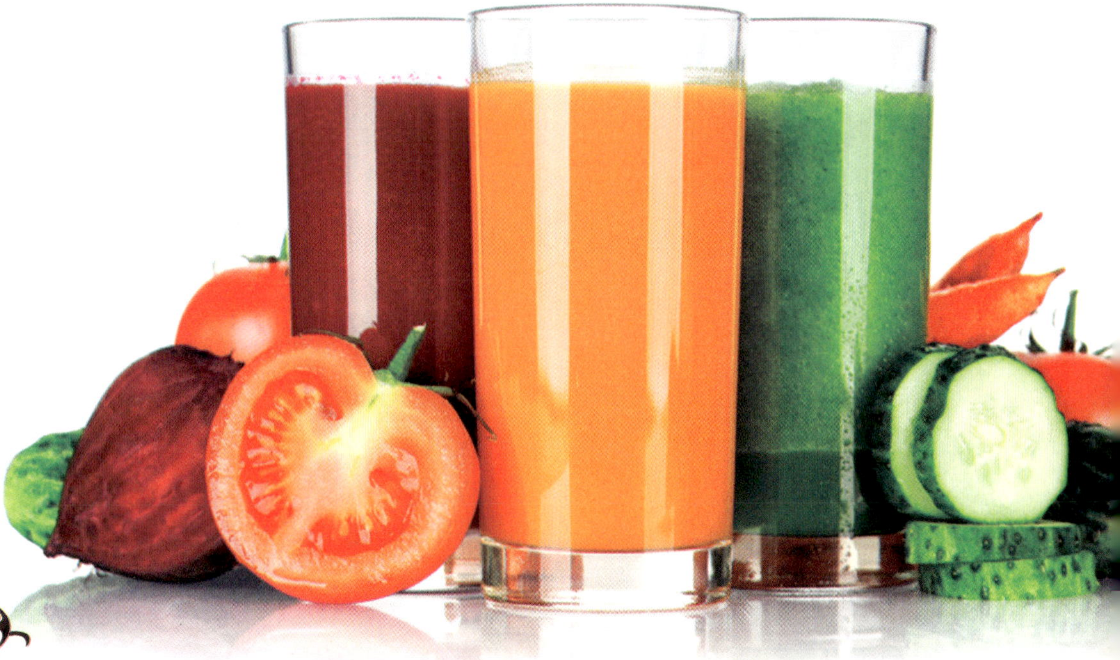

Capítulo 6

Em busca da desintoxicação

Todas as dietas alimentares são ou formadoras de ácidos ou formadoras de alcalinos

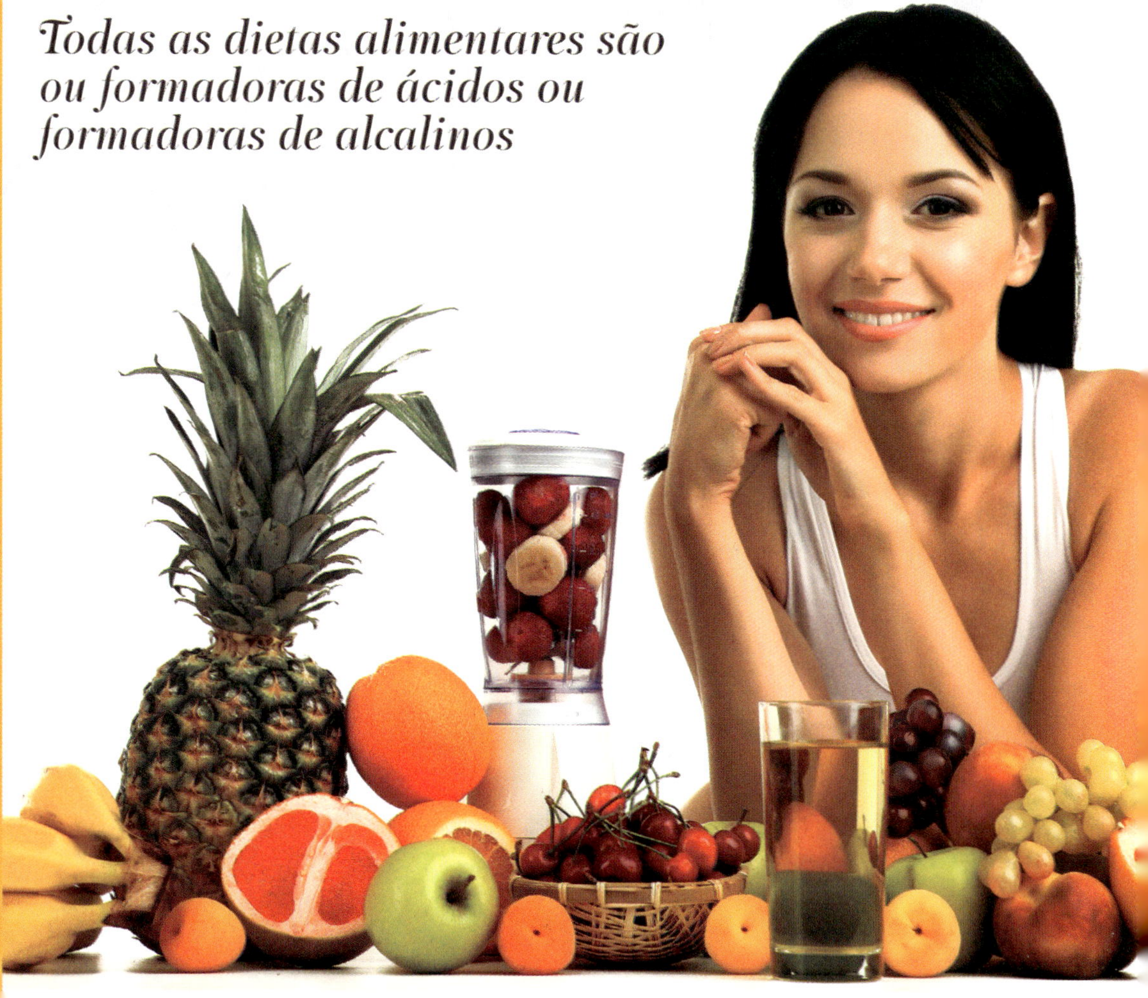

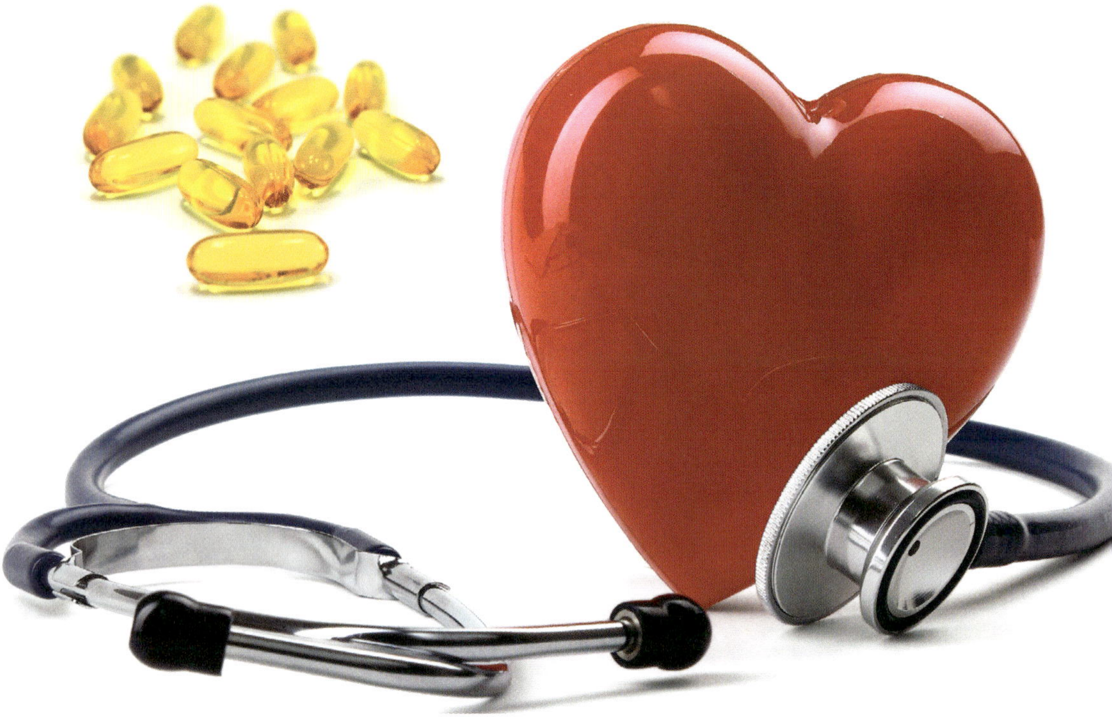

"A capacidade pouco vale sem oportunidade."

NAPOLEÃO BONAPARTE

Embora o corpo necessite de uma dieta aproximadamente 20% derivada de alimentos formadores de ácidos (que podem ser adequadamente digeridos para ajudar a manter a boa saúde), nossa maneira de nos alimentar hoje é baseada em um conjunto de alto teor de formação de alimentos ácidos que não são adequadamente digeridos. Eles acidificam os tecidos do corpo e podem levar a uma baixa acidose crônica que irá drenar e enfraquecer a saúde e a energia de todas as células no corpo humano.

Com nossos hábitos alimentares cada vez mais "contaminados" por vegetais que crescem à base de agrotóxicos e fertilizantes químicos, ou carnes de animais com hormônios e outras substâncias que não são compatíveis com nossa biologia, vamos, aos poucos, deixando nosso corpo intoxicado.

Uma das funções da dieta alcalina é interromper esse processo de intoxicação do nosso organismo. Na verdade, faz parte de todo um processo de desintoxicação provocada pela alimentação incorreta e os hábitos de vida desregulados. Isso porque uma das características mais marcantes e comuns em pessoas obesas é o organismo intoxicado. A dieta alcalina age diretamente no sangue, para combater a acidez a fim de deixá-lo menos agressivo: ao passar pelos órgãos do corpo, o sangue desintoxicado o limpa, deixando nosso corpo menos sobrecarregado por impurezas, e por isso o corpo fica mais funcional e eficiente.

"A Dieta Alcalina interrompe o processo de intoxicação do organismo."

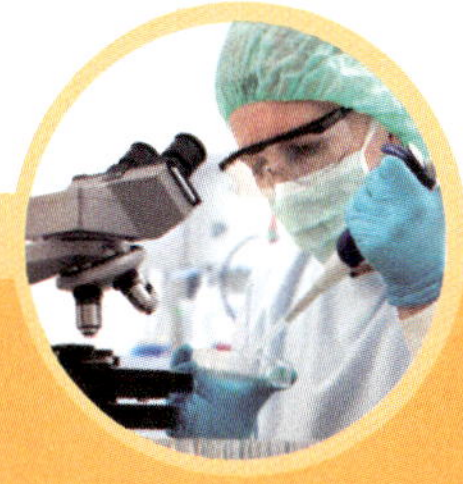

A ciência convencional não costuma estudar muito a fundo dietas que propõem a alimentação mais natural. Isso porque há toda uma indústria de consumo de carnes e alimentos industrializados que trabalha duro fazendo propaganda para que você consuma cada vez mais esse tipo de alimento.

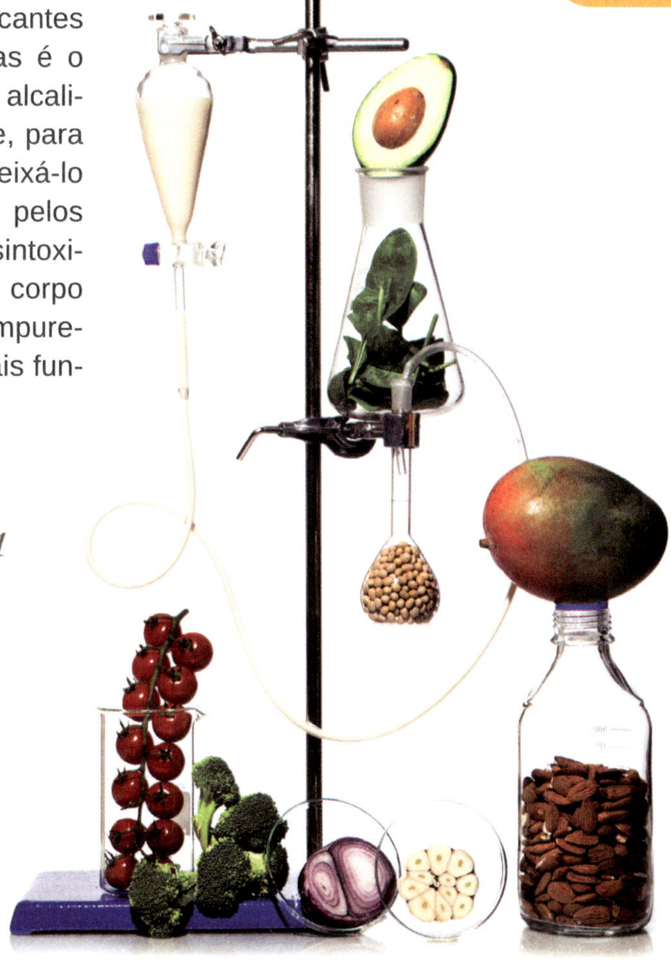

SANGUE
Qual sua função no organismo?

O sangue faz parte do sistema circulatório do organismo. Além do sangue, outros integrantes do sistema circulatório são o coração e os vasos sanguíneos.

A função do sangue é transportar diversas substâncias (nutrientes, oxigênio, gás carbônico e toxinas) que regulam e protegem nosso corpo. A maior parte do sangue é composta por plasma sanguíneo, que, por sua vez, em grande parte, é formado por água. Por isso que na dieta alcalina é muito importante se tomar MUITA ÁGUA.

Quanto mais livre de substâncias agressivas, melhor será a eficácia do sangue no organismo. O sangue permite a comunicação entre os órgãos, por meio dos hormônios, e contribui para a defesa do organismo. Por isso, quanto mais saudável o sangue, melhor as defesas do organismo, e a saúde do corpo como um todo não ficará comprometida.

O nosso organismo foi projetado para ser alcalino. O sangue, por exemplo, tem um valor de 7,35 a 7,45 – ligeiramente alcalino (o pH alcalino vai de 7 a 14). A maioria de nossos outros fluidos, e também das células, é alcalina. Mesmo que tenhamos uma dieta muito ácida, nosso corpo irá fazer de tudo para o sangue continuar no pH adequado. Mas para isso vai "sacrificar" a vitalidade de outros órgãos.

Num estado de acidez interna, nossos glóbulos vermelhos não conseguem fazer a sua função, sofrendo transformações biológicas, transformando-se em bactérias que provocam a "poluição" do nosso ambiente interno.

Os ácidos que consumimos ou que resultam de nossa digestão, devido ao estilo de vida atual, também fermentam o sangue, criando toxinas, álcool e produtos extremamente perigosos que ajudam a destruir o nosso equilíbrio interno.

Quanto mais ácidos existirem, mais toxinas serão criadas, o pH diminuirá, as bactérias aumentarão, desencadeando uma série de reações prejudiciais ao organismo A maneira de manter nosso sangue alcalino sem danos aos nossos órgãos é através da alimentação, como vemos ao longo desta publicação.

Capítulo 7

Reeducação alimentar: sua vida para melhor

Logo de cara, a maior vantagem da dieta alcalina é a reeducação alimentar. Como dito antes, com o ritmo de vida desregulado e alimentação desequilibrada, colocamos nosso organismo em risco de diversas maneiras.

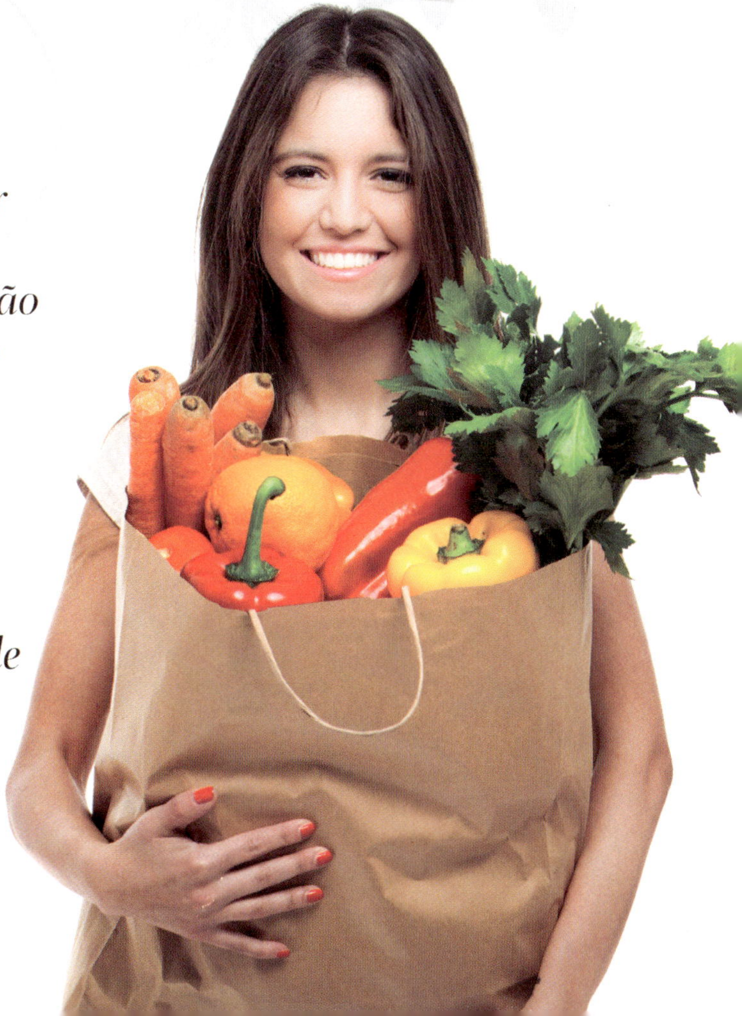

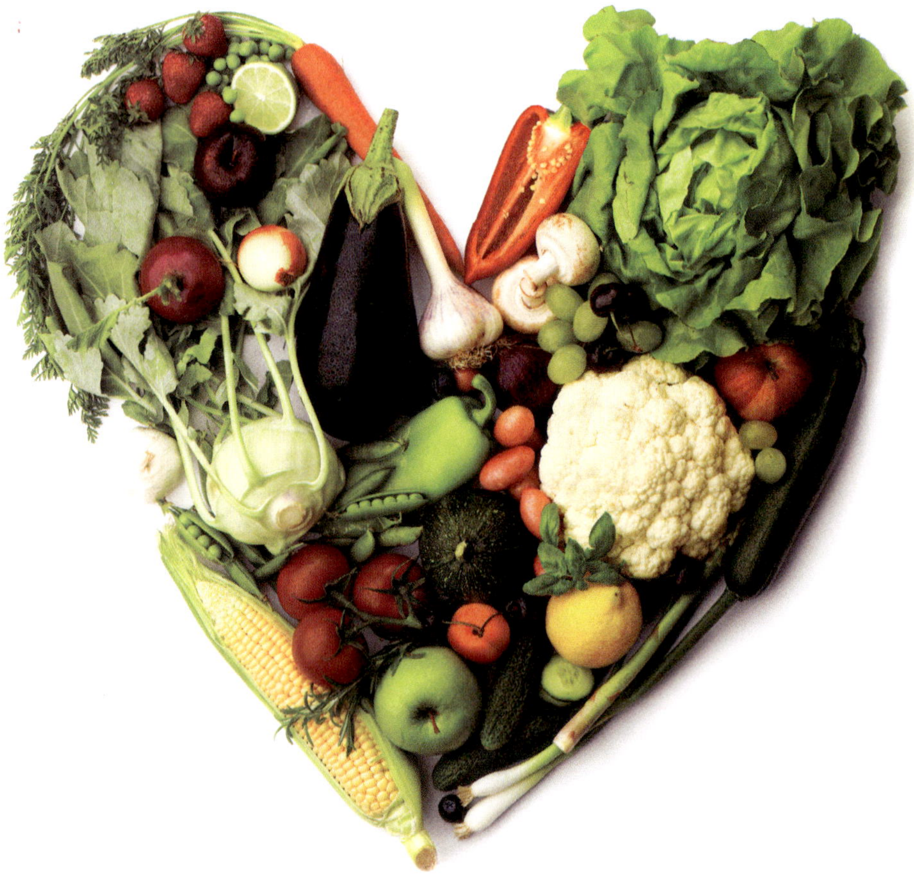

"Existe perigo na mudança arrojada, mas maior ainda é o perigo do conservadorismo cego."

HENRY GEORGE

Uma seleção mais adequada de alimentos, dando preferência a comidas alcalinas, naturalmente fará com que optemos por um cardápio mais saudável, já que a dieta alcalina nos faz consumir mais frutas, legumes e verduras. Desta maneira, retiramos do prato as carnes gordurosas, farinha branca e alimentos industrializados que, se consumidos em excesso, podem prejudicar a saúde.

A dieta alcalina proporciona muitos benefícios para o corpo, já que o consumo de produtos mais tóxicos é reduzido e há uma maior ingestão de alimentos antioxidantes responsáveis por combater os radicais livres presentes no organismo.

A dieta alcalina traz benefícios para os ossos por meio do aumento do hormônio do crescimento e aumento resultante em osteocalcina (uma importante substância envolvida no metabolismo da formação dos ossos, responsável pela efetiva mineralização que se verifica no tecido ósseo). Existem evidências de que grande quantidade de sal na dieta é prejudicial. Até mesmo alguns governos estão exigindo que a indústria alimentar reduza a carga de sal na dieta.

As dietas ricas em proteínas também podem afetar a saúde dos ossos, mas ainda assim é necessária alguma quantidade de proteína para a boa saúde dos ossos. Perda de massa muscular, no entanto, parece ser reduzida com uma dieta alcalina, o que pode produzir uma melhora em sintomas como dores nas costas.

"A dieta alcalina proporciona muitos benefícios para o corpo."

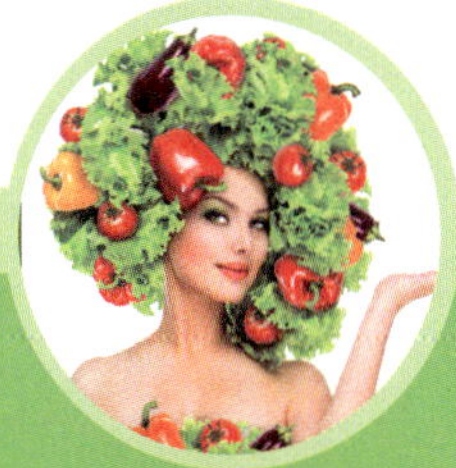

Mudanças na alimentação como as propostas pela Dieta Alcalina implicam também modificações no seu modo de pensar o estilo de vida. Em nossa vida temos valores muito ligados a bens materiais, o que reflete na escolha dos alimentos que consumimos.

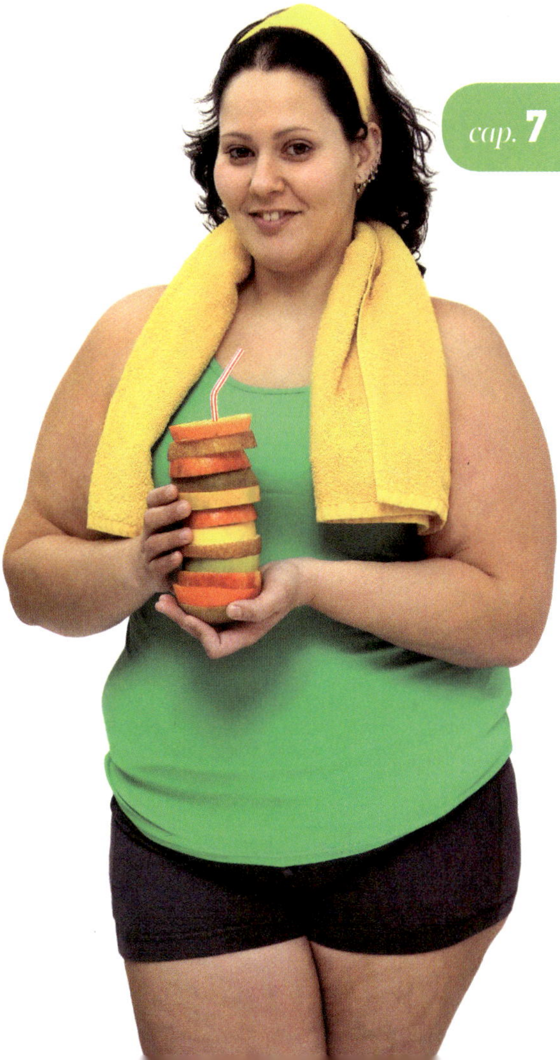

À medida que envelhecemos, há uma perda de massa muscular que ocorre naturalmente, o que pode predispor a quedas e fraturas. Mas uma dieta rica em potássio (frutas e vegetais) e baixa carga de ácido proporciona a preservação da massa muscular tanto em homens quanto em mulheres de mais idade.

Alimentação saudável na prevenção do câncer

A relação entre alimentação e câncer é bem conhecida. Alimentação é o maior fator externo/ambiental capaz de levar ao desenvolvimento de câncer (existem outros fatores, tanto externos como internos, que também exercem maior ou menor influência). O Instituto Americano para Pesquisa do Câncer (AICR) divulgou um relatório bem abrangente com vários estudos demonstrando ligação entre hábitos alimentares e risco de câncer.

> *"A baixa carga de ácido proporciona a preservação da massa muscular."*

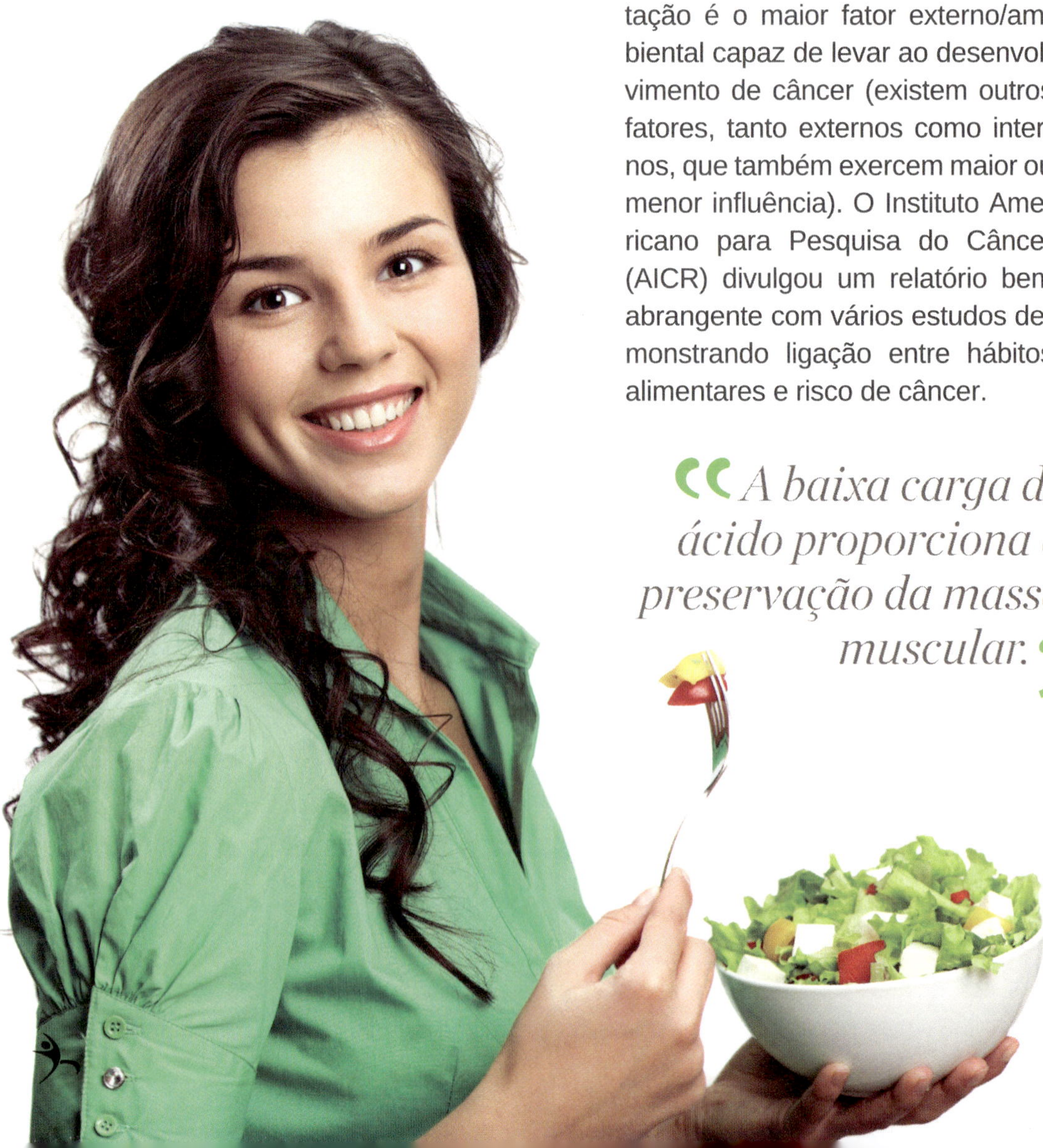

Os resultados desses estudos recomendam o aumento ou o consumo regular de vegetais, frutas, grãos integrais e legumes, ao mesmo tempo em que desencorajam o consumo excessivo de alimentos açucarados e com alta densidade energética, bebidas, carnes vermelhas e processadas e alimentos processados salgados. A acidez é um fator reconhecidamente associado a câncer. Níveis mais baixos de pH no espaço extracelular favorecem a metástase das células cancerosas.

O câncer evolui a partir de alterações genéticas devido às pressões de fatores microambientais e sistêmicos que ajudam na iniciação ou agravamento de tumores. O desequilíbrio ácido-base é considerado um tipo de estresse sistêmico. Com o entendimento de que as dietas acidogênicas em longo prazo potencialmente exercem estresse fisiológico crônico, aumentam as suspeitas de que uma dieta rica em resultados ácidos para o organismo possa ou aumentar o risco de câncer ou favorecer a evolução de tumores já existentes.

(FONTE: www.aicr.org)

Radicais livres, antioxidantes e emagrecedores

Radicais livres são moléculas produzidas naturalmente enquanto o organismo está atuando em processos como a respiração e a produção de energia. Essas moléculas são nocivas ao organismo e podem provocar danos à saúde. Para combatê-las, nosso corpo produz antioxidantes responsáveis por proteger as células, a fim de mantê-las saudáveis e que possam durar por mais tempo. É um processo natural de equilíbrio entre ambos os elementos (radicais livres versus antioxidantes).

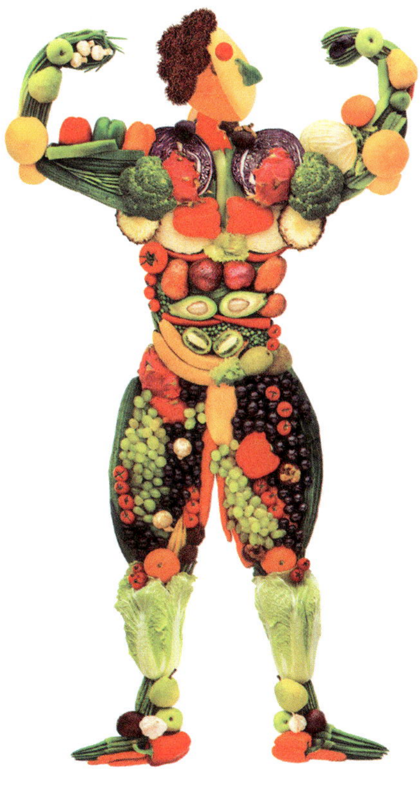

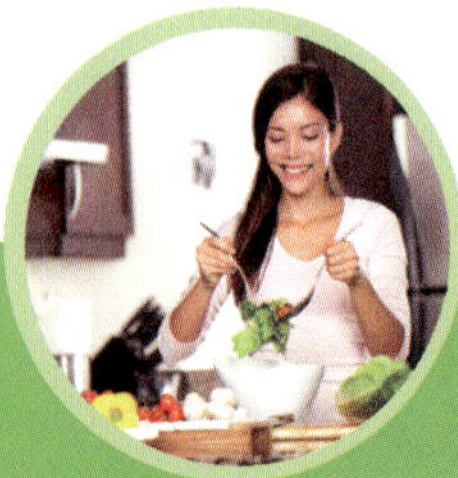

Apesar de não haver sérios riscos em se seguir a dieta alcalina, o acompanhamento médico é importante para se observar a saúde geral do organismo.

> *"À medida que as células do corpo são destruídas, elas precisam ser substituídas por novas células."*

O problema é quando há uma produção muito grande de radicais livres e o corpo não produz antioxidantes em quantidade suficiente para manter o equilíbrio necessário para a saúde do organismo. Esse desequilíbrio contribui para o envelhecimento precoce e surgimento de várias doenças. À medida que as células são destruídas, elas precisam ser substituídas por novas células. Quanto mais acelerado for esse processo, mais rápido será o envelhecimento do organismo. Por isso, pessoas que fumam, bebem demais e têm uma alimentação inadequada têm um aspecto tão envelhecido.

Para ajudar o organismo a retomar esse equilíbrio, é necessário consumir mais alimentos que forneçam antioxidantes para o corpo. A escolha por alimentos ricos em antioxidantes também pode ajudar no emagrecimento, pois eles diminuem processos inflamatórios do corpo – e quanto menos um corpo está inflamado, melhor é a resposta do organismo ao processo de emagrecimento.

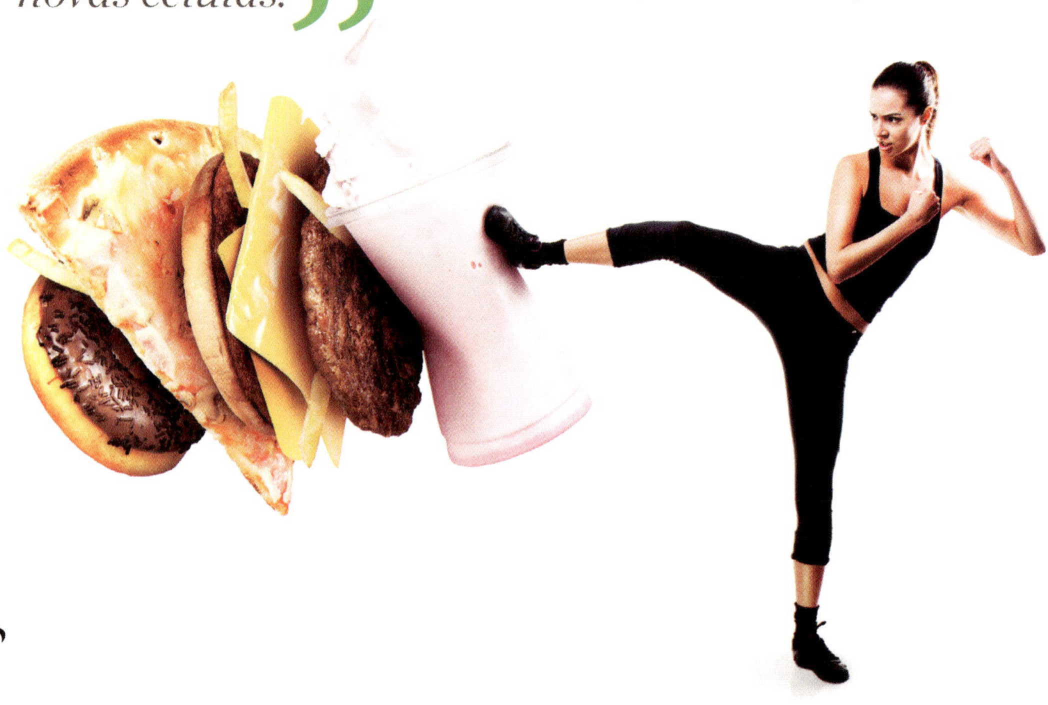

Antioxidantes

Conheça algumas substâncias ricas em antioxidantes e os alimentos nos quais podemos encontrá-los.

"Alimentação variada é o melhor caminho para a saúde."

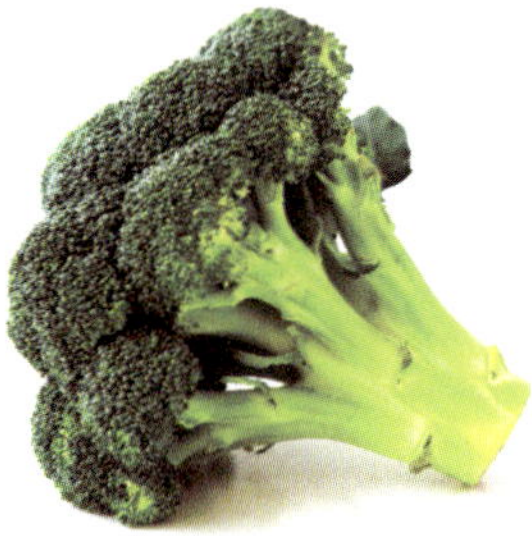

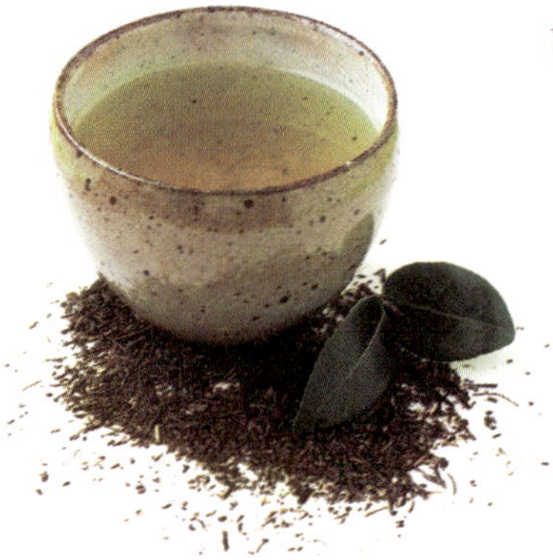

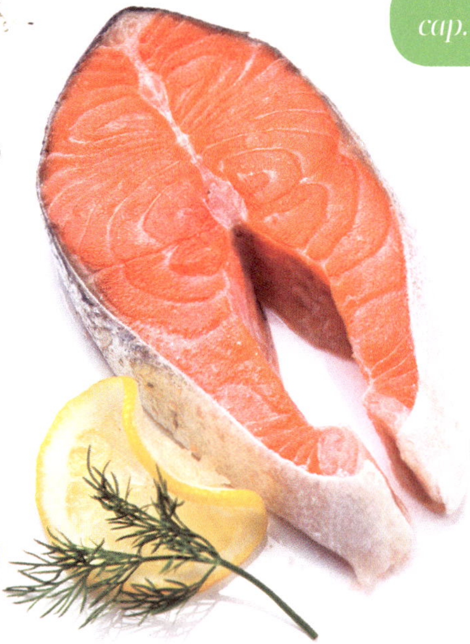

Flavonoides

Presentes no brócolis, chá-verde, suco de uva integral, salsa, nozes e chocolate amargo (devido à alta concentração de cacau).

Catequinas

Ativam as enzimas do fígado responsáveis por eliminar toxinas. Encontradas no chá-verde.

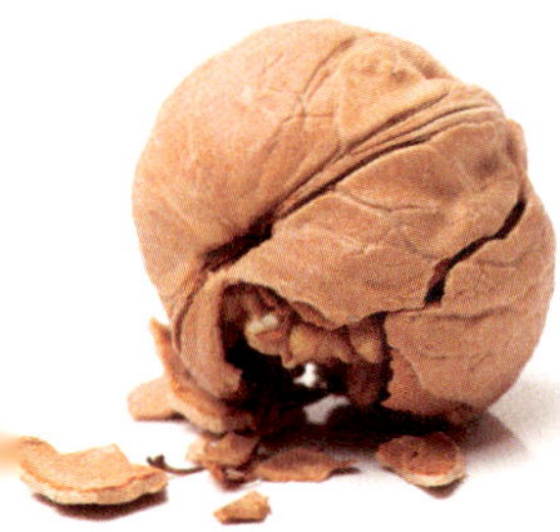

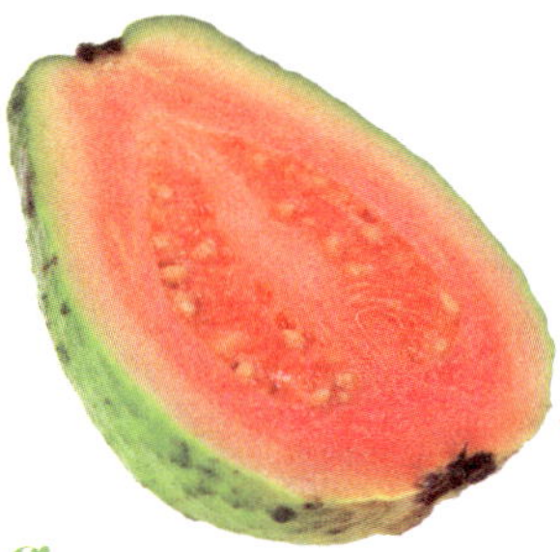

Cobre

Presente em nozes, leguminosas, cereais integrais e na carne de fígado.

Licopeno

Presente em alimentos de cor vermelha: beterraba, tomate, pitanga, melancia, goiaba, morango.

Selênio

Encontrado em cereais, leite, manteiga, pão integral, aveia, salmão, camarão e oleaginosas.

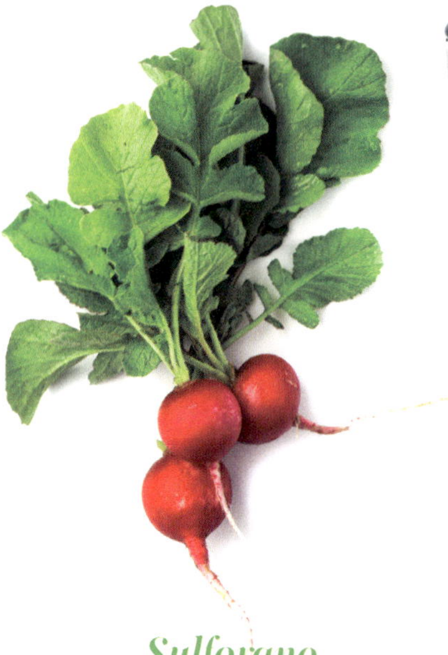

Sulforano

Presente na couve-de-bruxelas, rabanete, couve-flor e brócolis – ajuda a desintoxicar o organismo.

Zinco

Encontrado no leite, queijo, ovos, carne de fígado, leguminosas, farelo de trigo, carnes e nozes.

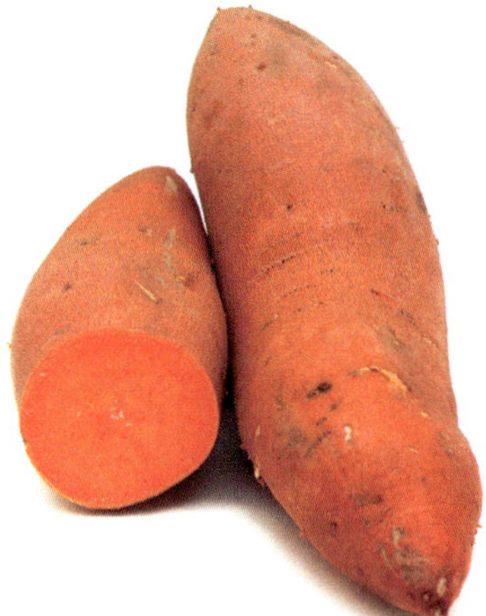

Betacaroteno

Presente em alimentos de cor amarelo/laranja: batata-doce, cenoura, abóbora, mamão, manga, damasco.

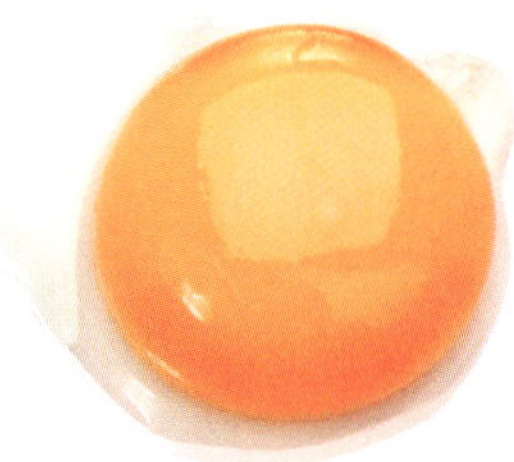

Vitamina A

É encontrada no leite, manteiga, gema de ovo, carne de fígado, folhas verde-escuras, frutas e hortaliças nas cores amarela e laranja.

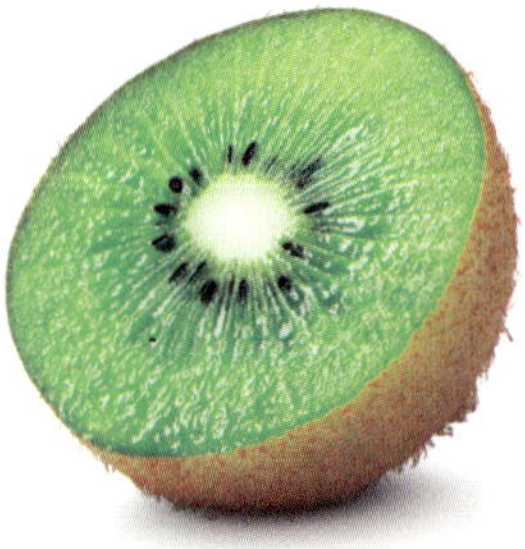

Vitamina C

Presente em frutas cítricas: kiwi, laranja, acerola, abacaxi e outras, além de tomate e pimentão. Mas no caso das frutas, a vitamina é mais aproveitada ao se consumir a fruta mesmo, e não o suco delas.

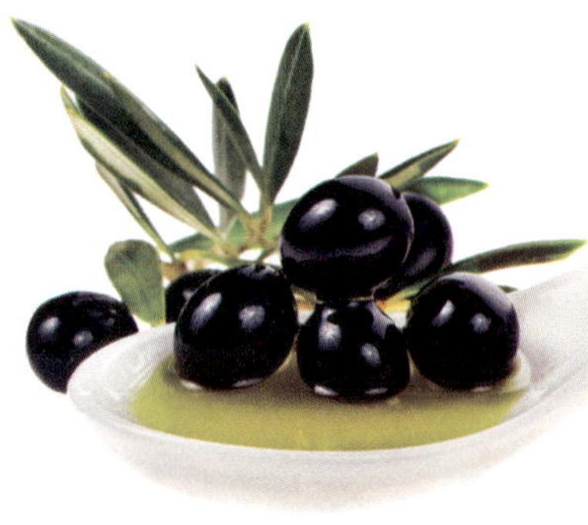

Vitamina E

Presente na gema de ovo, manteiga, óleos vegetais, frutas oleaginosas e gérmen de trigo.

Capítulo 8

Recomendações Importantes

Todos os médicos especializados em emagrecimento e nutricionistas sempre afirmam que o melhor caminho para uma dieta saudável é a variedade com qualidade na alimentação. Por isso, alguns cuidados e precauções devem ser tomados durante a dieta alcalina.

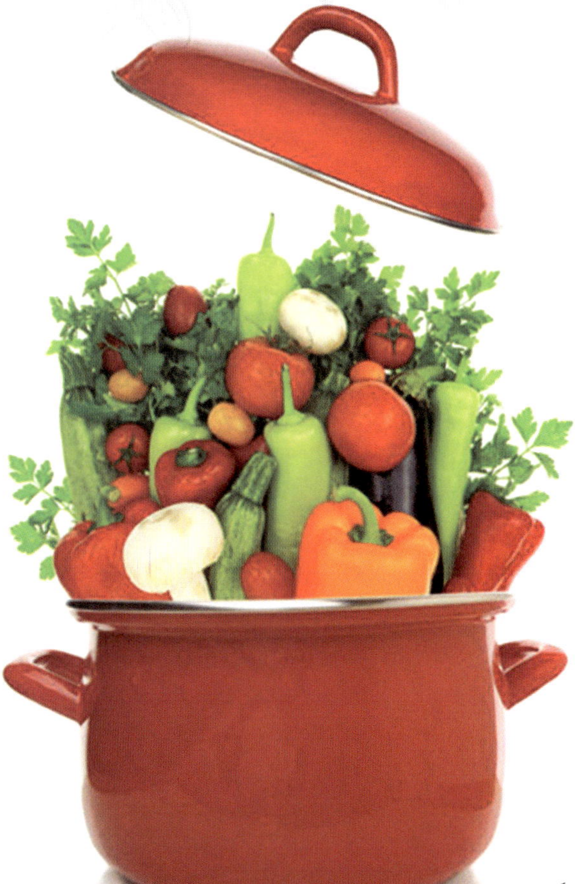

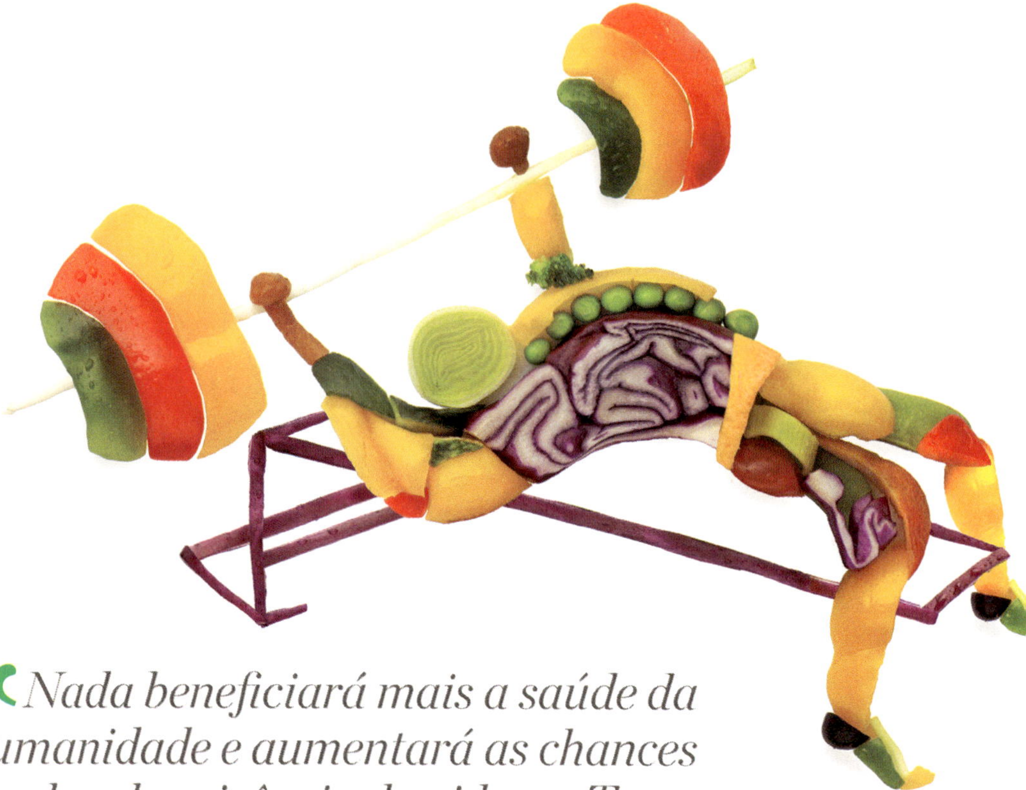

“Nada beneficiará mais a saúde da humanidade e aumentará as chances de sobrevivência da vida na Terra quanto a dieta vegetariana.”

ALBERT EINSTEIN

Uma dieta totalmente alcalina não é recomendada. Isso porque é necessário algum teor de acidez na dieta. O recomendado é manter uma dieta que, em média, seja de neutra a levemente alcalina – para isso, nesse cardápio entram também alimentos ácidos.

Quando os alimentos são combinados adequadamente, a capacidade digestiva é acelerada e os nutrientes são rapidamente absorvidos para uma nutrição ideal que fornece energia, força e resistência em seus pontos mais altos para um melhor desempenho fisiológico. Quando os alimentos não são adequadamente combinados, isso resulta em indigestão. As proteínas “apodrecem”, os amidos e açúcares fermentam, envenenando o corpo em um nível celular. É importante que as células do corpo mantenham um elevado nível de energia celular para atingir a saúde e mantê-la através de um meio alcalino.

Sempre é bom lembrar que toda dieta deve ter acompanhamento médico, pois através de exames e de uma análise completa das necessidades nutricionais de cada pessoa é que se poderá saber o melhor caminho para se perder peso sem comprometer a saúde: escolhendo-se os alimentos mais adequados, ou seja, que não comprometam a absorção de nutrientes pelo organismo.

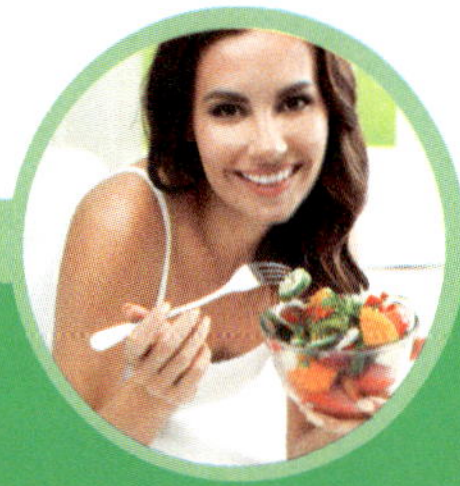

Os hábitos alimentares de grande parte da população são deficientes em nutrientes. Muitos pensam que consumir carne, leite e massas garante os nutrientes necessários, mas a alimentação saudável vai muito mais além.

"Escolha os alimentos mais adequados e que não comprometam a absorção de nutrientes pelo organismo."

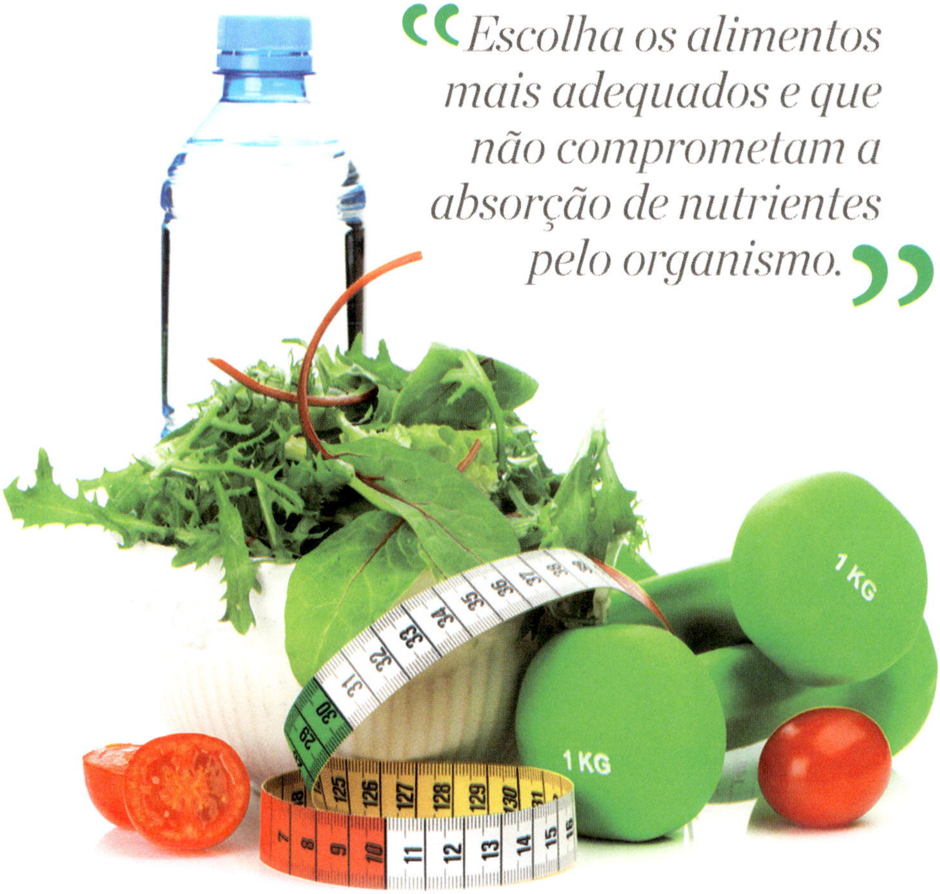

Diferentemente de outras dietas, a dieta alcalina não se preocupa em fazer contagem de calorias. O mais importante é valorizar o consumo de alimentos com pH neutro ou alcalino, como legumes e verduras, e consumir moderadamente os alimentos mais ácidos, como os de origem animal e bebidas alcoólicas.

Se a dieta alcalina for seguida corretamente e com acompanhamento adequado, muitos benefícios podem ser obtidos, tais como:

- **redução de fadiga**
- **diminuição do nervosismo, tristeza e ansiedade**
- **prevenção da irritabilidade e de dores de cabeça**
- **diminuição de irritações de pele**
- **melhora da circulação sanguínea**
- **melhora das dores nas articulações**
- **diminuição das cólicas e da prisão de ventre**

Todos esses problemas são sinais de acidez. Significa que o seu pH está diminuindo e seu corpo está ficando ácido.

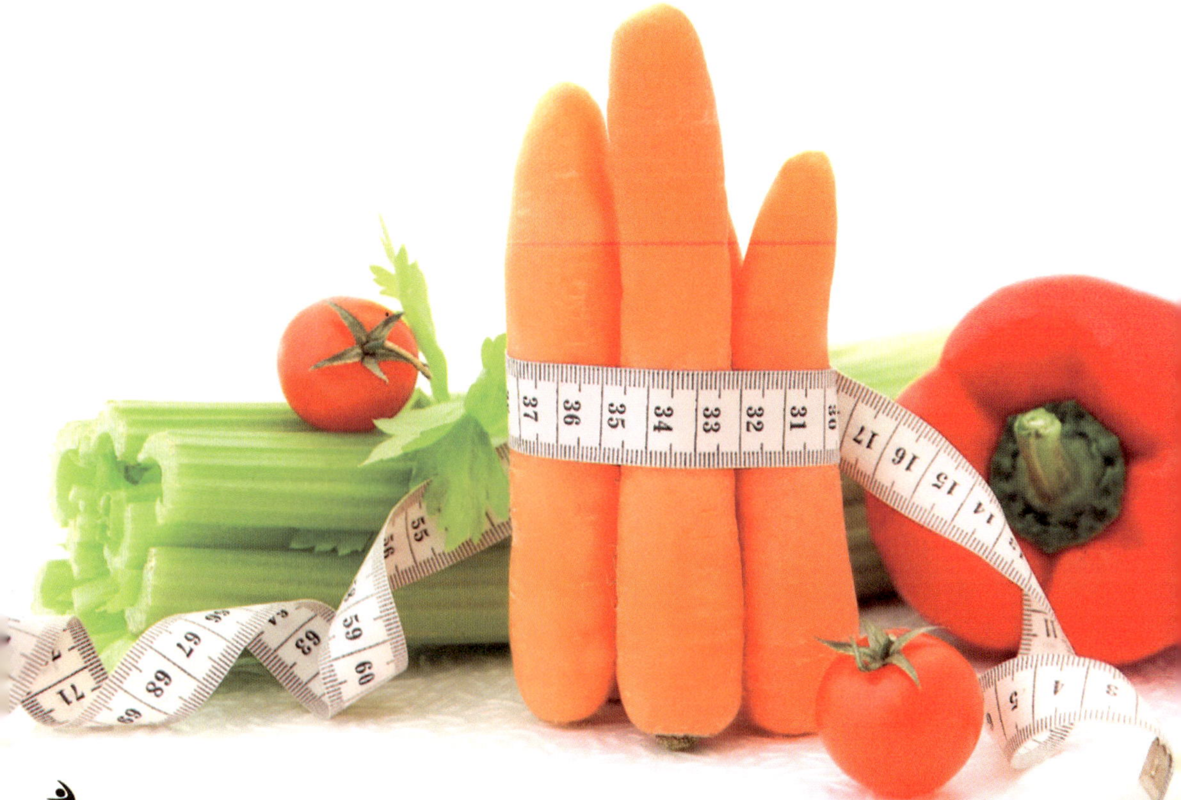

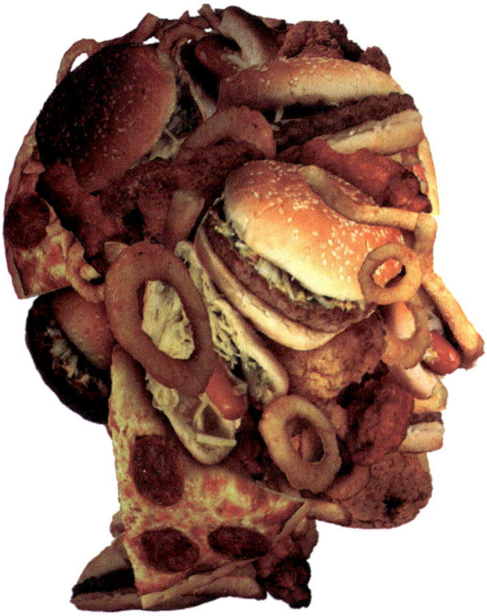

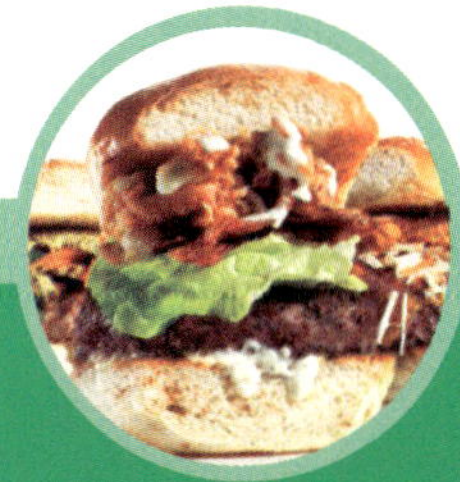

+ ALGUNS ALIMENTOS ÁCIDOS
•Leites e derivados • Farinha branca •Sal • Carne vermelha • Peixes • Açúcar • Refrigerantes • Álcool • Ovo • Alimentos industrializados • Doces

ALIMENTOS QUE DEVEM SER EVITADOS

pH 3 (muito ácido)	Água com gás, refrigerante*, energético, álcool, fritura, sal, açúcar refinado, comida enlatada, alimento embutido.
pH 4	Leite, creme de leite, queijo, manteiga, carne de porco, vinagre, massa, pipoca, cerveja, vinho, chá-preto, torrada, picles, chocolate, nozes, adoçante, molho de tomate.
pH 5	Carne vermelha, café, suco de fruta com açúcar, pão branco, amendoim, trigo, arroz branco, maionese, doces e bolos de farinha branca, geleias, marmeladas.
pH 6	Ovo, peixe, frango, fígado, feijão, leite de soja, chá, arroz integral, aveia, mel, cenoura, flocos de milho, farinha de trigo integral, ketchup, batata, molho de soja.

* Há estudos que relacionam o consumo de bebidas gaseificadas à ocorrência da osteoporose.

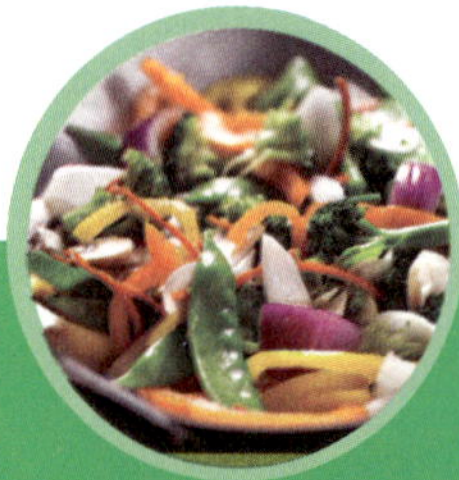

+ALGUNS ALIMENTOS ALCALINOS**

•Laranja • Limão • Alface • Figo • Batata-doce • Produtos integrais • Azeite de oliva • Folhas verdes em geral • Maçã • Melão

** Como explicado antes, o limão e outros alimentos ácidos geram resíduos alcalinos após assimilação pelo processo digestivo.

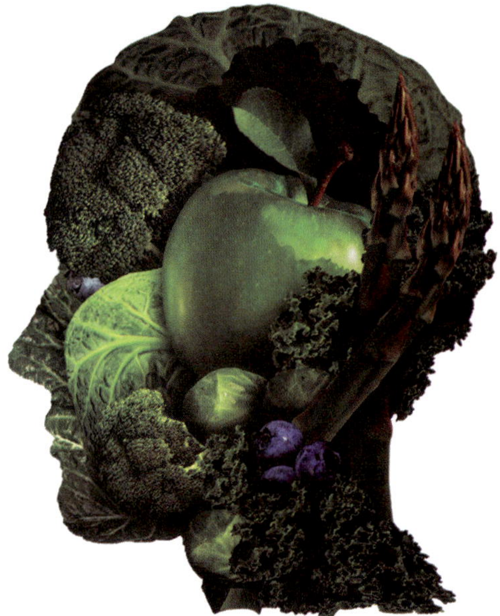

ALIMENTOS QUE PODEM SER CONSUMIDOS

pH 7 (neutro)	Água filtrada (pode variar de acordo com a maneira que é filtrada).
pH 8	Maçã, amêndoa, tomate, abacaxi, morango, cereja, pêssego, damasco, banana, pimentão, nabo, arroz selvagem, milho, soja, folhas verde-escuras, aspargo, goiaba.
pH 9	Abacate, abóbora, kiwi, melão, melancia, tangerina, tâmara, figo, manga, mamão, amora, uva, alface, berinjela, batata-doce, inhame, mandioca, gengibre, ervilha, lentilha, clara de ovo, salsa, maracujá, caqui.
pH 10 (muito alcalino)	Couve, couve-de-bruxelas, couve-flor, espinafre, brócolis, repolho, alcachofra, rabanete, agrião, cebola, sucos de vegetais, alho, alga.

Capítulo 9

Guidados que se deve ter ao seguir a Dieta Alcalina

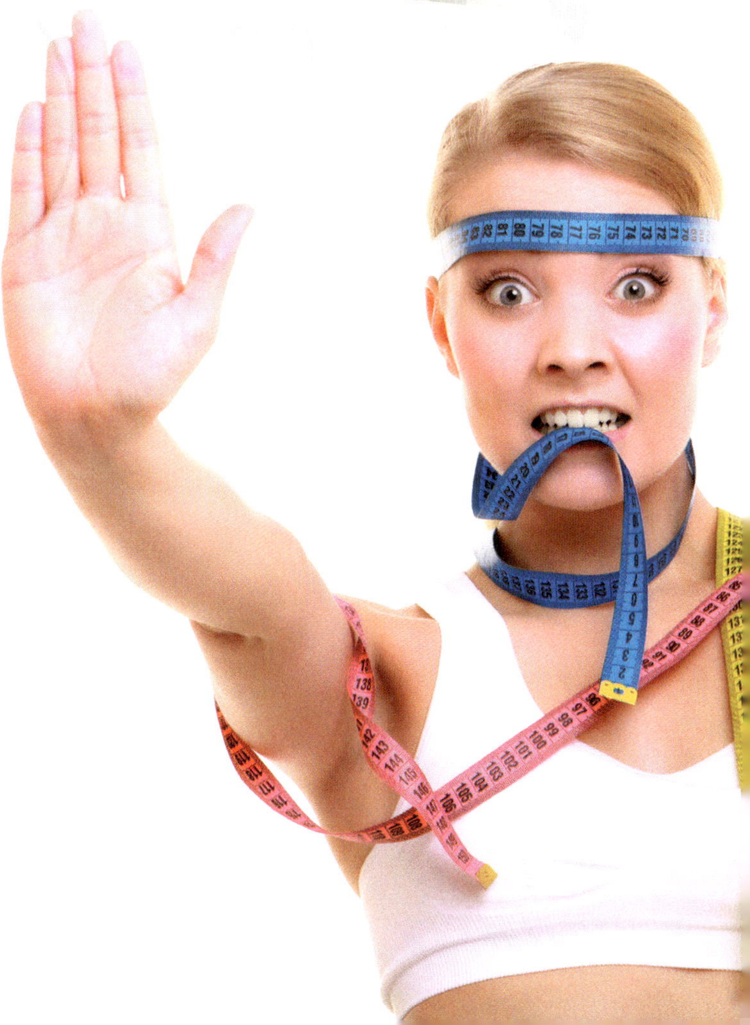

Há diversos casos de sucesso de pessoas que se curaram de doenças por meio da Dieta Alcalina. Isso não significa que o que funciona para outras pessoas também funciona para você. Por isso, ao se tratar uma doença, nunca dispense totalmente o acompanhamento médico.

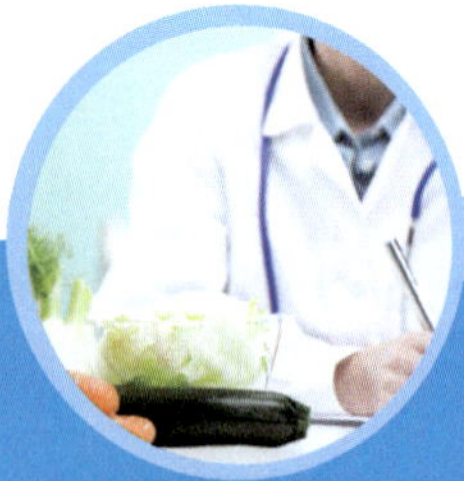

+ QUEM NÃO PODE FAZER A DIETA ALCALINA?

A dieta alcalina não deve ser usada por pessoas com insuficiência renal aguda ou crônica, a menos que sob a supervisão de um médico. Pessoas com doenças cardíacas preexistentes e aquelas em uso de medicações que afetam os níveis de potássio no corpo devem consultar primeiro um médico.

Como o sangue é o principal elemento que passa por alterações com a dieta alcalina, são necessários cuidados e acompanhamento médico para que se avalie a condição do sangue e do organismo em geral, para se verificar se está havendo a ingestão correta de nutrientes. Dessa forma, evitam-se anemia, desidratação e outros problemas.

Nas consultas e exames de rotina, essas informações são levantadas e pode-se então fazer um acompanhamento de como anda a saúde de modo geral e se há necessidade de se fazer alguma correção na alimentação.

"A conduta é um espelho no qual todos exibem sua imagem."

GOETHE

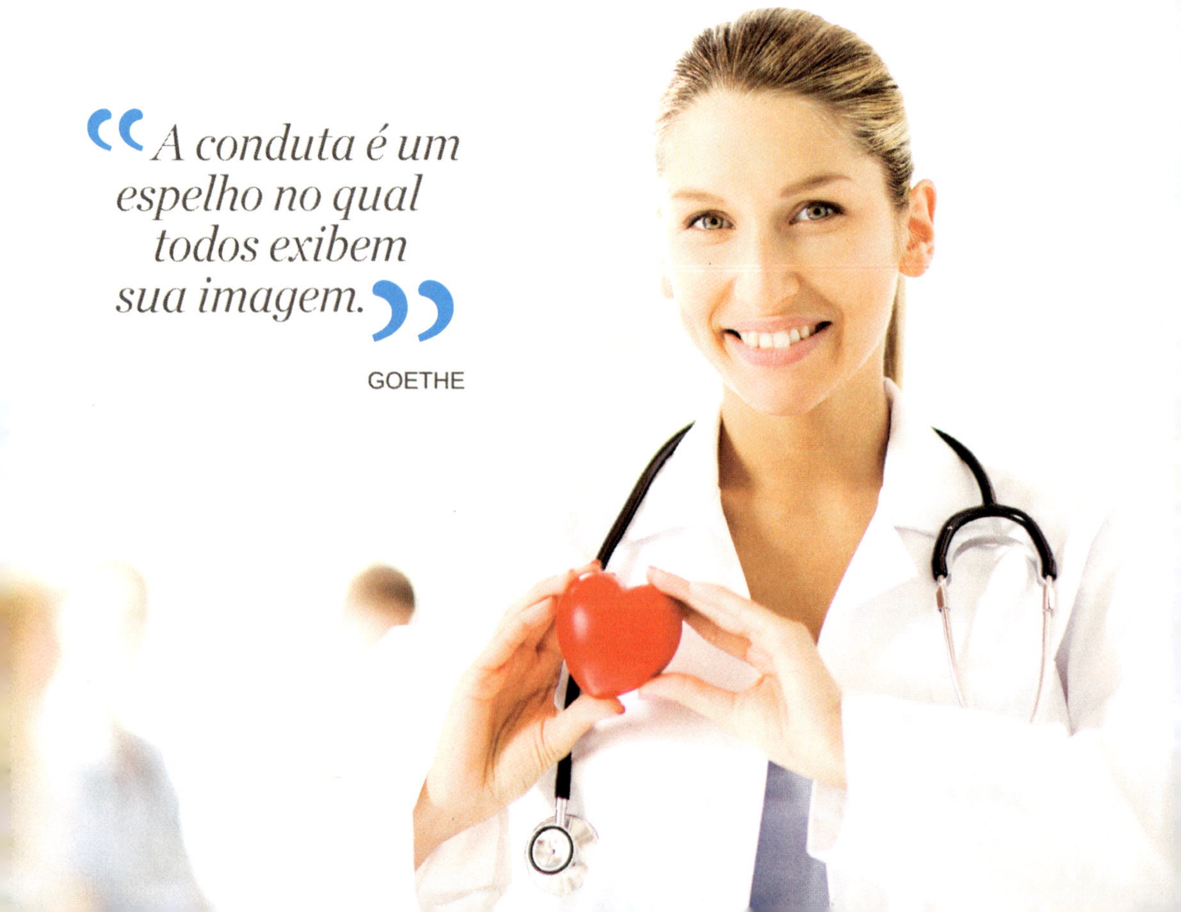

Capítulo 10

Água: o alimento mais natural

Beber água alcalina também auxilia a neutralizar o efeito do consumo de alimentos ácidos a fim de se obter o equilíbrio da acidez do sangue. E também reduz os sintomas de refluxo gastroesofágico.

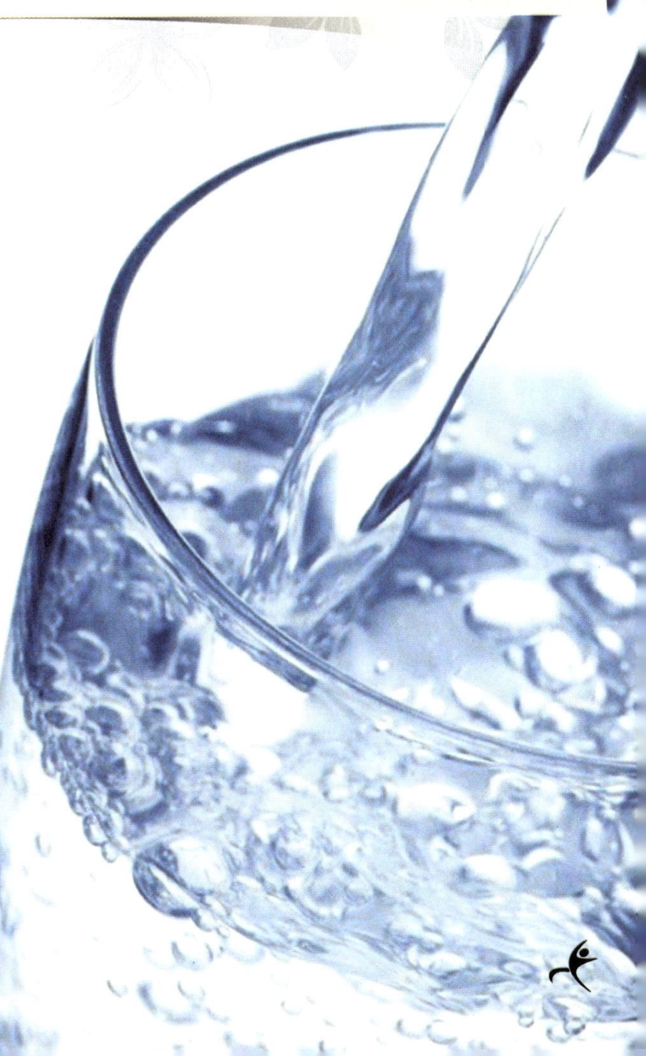

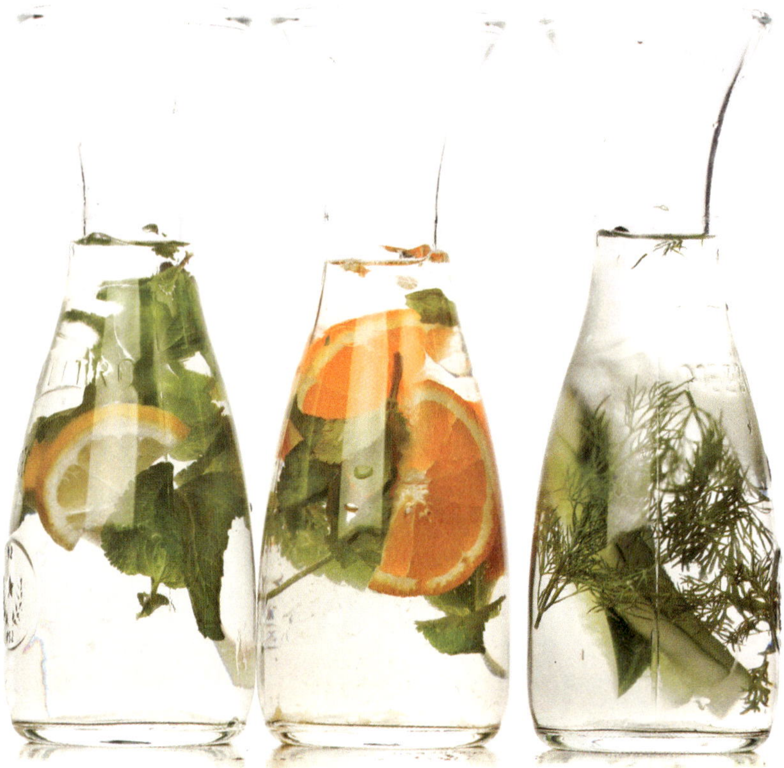

"Toma conselhos com o vinho, mas toma decisões com a água."

BENJAMIN FRANKLIN

Águas compradas em supermercados, geralmente têm um pH muito baixo (ácido). No rótulo das embalagens, você encontra, com certa dificuldade por causa das letras bem pequenas, essa e outras informações, como a composição química. Há marcas de água em garrafa plástica que possuem pH abaixo de 5! Se você tem alguma dúvida devido à diferença de preços entre essas diferentes marcas, faça a comparação entre o fator de pH entre elas e você vai descobrir o porquê.

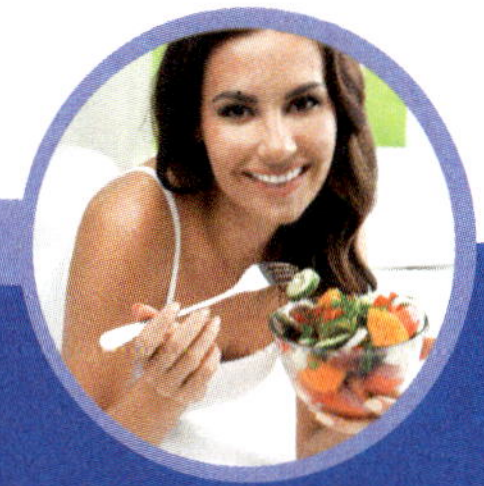

Se você utiliza água da torneira para filtrar e beber, será preciso obter a informação do pH da água com a empresa responsável pelo abastecimento de água da região onde você mora.

Você pode preparar a água que costuma beber ou usar no preparo de alimentos de modo a deixá-la mais adequada à dieta alcalina. A água alcalina é importante fonte de cálcio, magnésio e potássio, minerais alcalinos necessários para nosso corpo.

+ **De modo geral, todo alimento processado/ industrializado tem propriedades ácidas**. Todo alimento cozido, mesmo que de origem vegetal, acaba se tornando ácido. Por isso os alimentos consumidos "in natura" são ideais para nosso organismo.

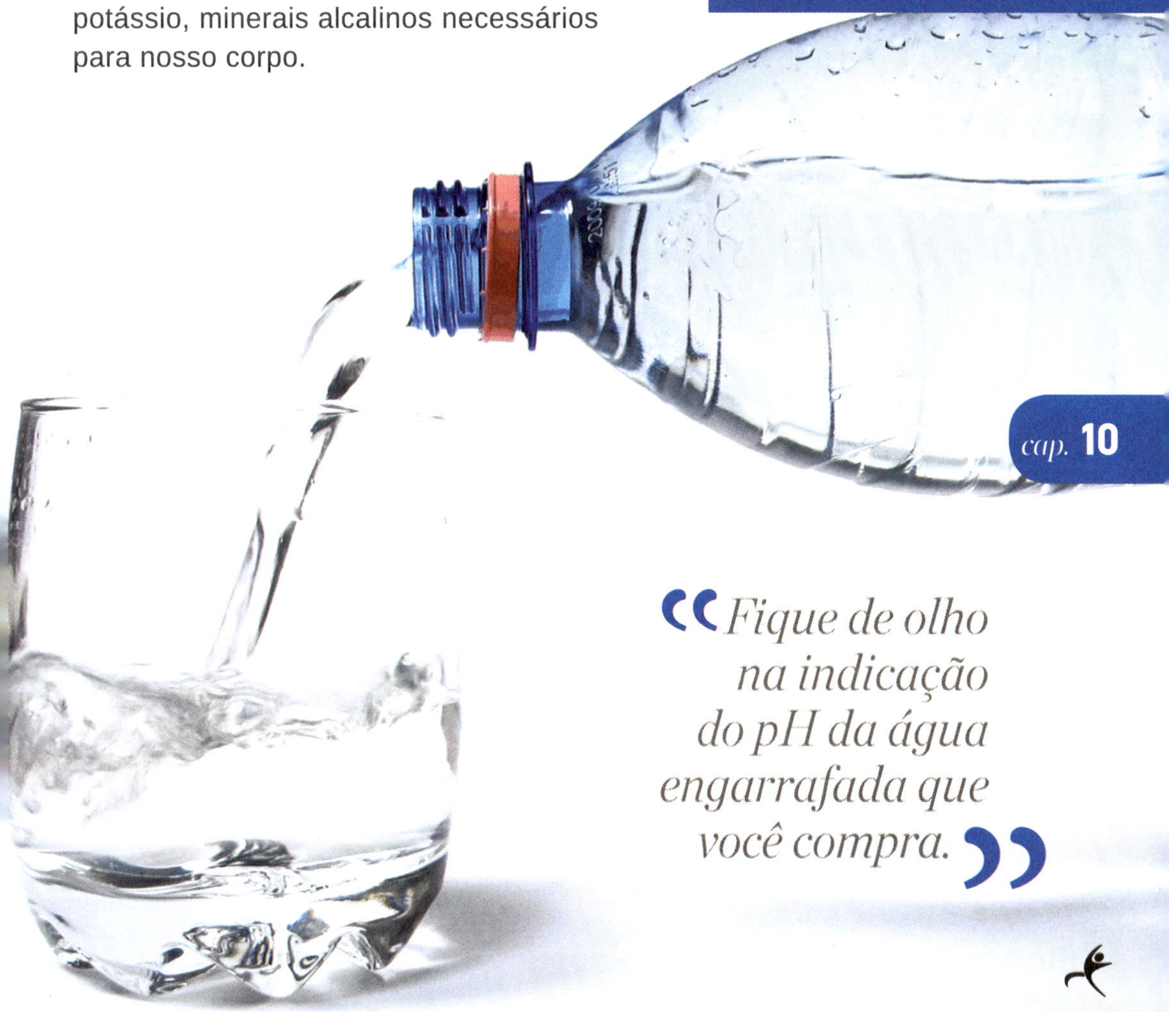

"Fique de olho na indicação do pH da água engarrafada que você compra."

Para preparar a água, utilize os métodos a seguir:

- **Sal marinho:** Diluir 1 colher de café em 1 litro de água: essa água deve ser tomada no mesmo dia.
- **Bicarbonato de sódio:** Dissolver cerca de 1 a 2 gramas (não mais que isso) de bicarbonato de sódio em 20 litros de água (galão). Para que o bicarbonato dilua melhor, faça primeiro a diluição em um copo de água, misturando bem até o pó se dissolver completamente; depois, despejar no galão e misturar novamente.
- **Limão:** Espremer metade de um limão num copo com cerca de 110 ml de água e beber na mesma hora.
- **Leite de magnésia:** 1 colher (chá) em 1,5 litro de água também alcaliniza a água. Consumir toda a água no mesmo dia.
- **Sal rosa do Himalaia:** 10 gramas de sal rosa do Himalaia (que possui 84 minerais) diluídos em 1,5 litro de água é o suficiente para deixar a água alcalina.

Existem filtros alcalinizantes de água que você também pode utilizar. E também existem jarros que já vêm com um filtro purificador de água. A água alcalina pode também ser comprada em garrafas, basta você procurar em lojas de produtos naturais e orgânicos.

Quanto aos filtros de barro, há dados contraditórios. Apesar de ser um excelente modo de filtrar água, não há estudos muito aprofundados para afirmar se o filtro de barro torna a água alcalina.

Outros benefícios da água alcalina:

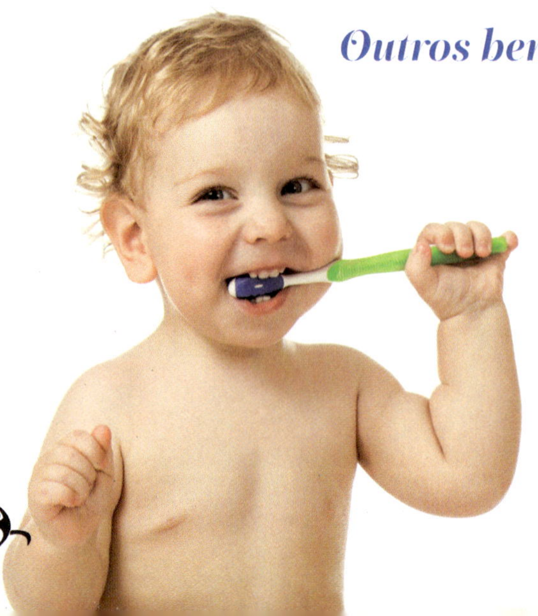

- Usada na escovação dos dentes, ajuda a remover a placa bacteriana.
- Ajuda a dar uma melhor reação a tratamentos de algumas doenças, pois o organismo assimila mais o tratamento quanto o sangue está com o pH mais equilibrado.

A portaria n° 518 do Ministério da Saúde, em seu artigo 16 parágrafo 1°, recomenda que, "no sistema de distribuição, o pH da água seja mantido na faixa de 6,0 a 9,5".

Capítulo 11

Como a Dieta Alcalina atua no organismo

Quando as células do corpo estão muito acidificadas, há uma perda de minerais (como o magnésio, que é necessário para dar suporte à função muscular), e com essa perda o corpo deixa de proporcionar um nível de força muscular ideal.

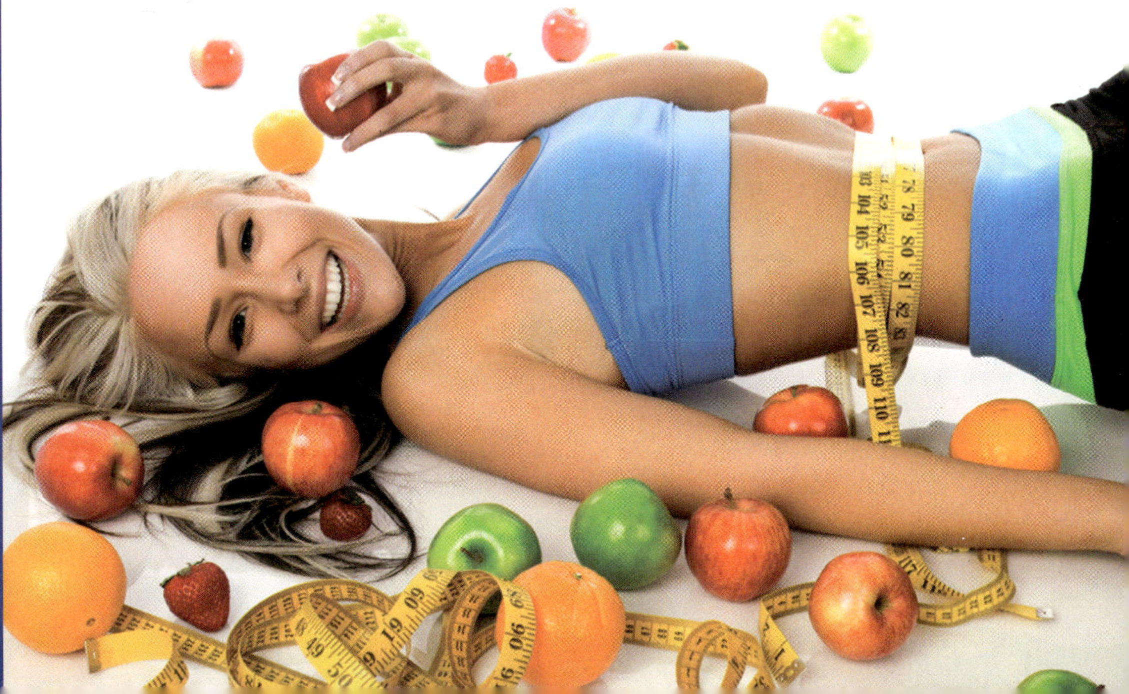

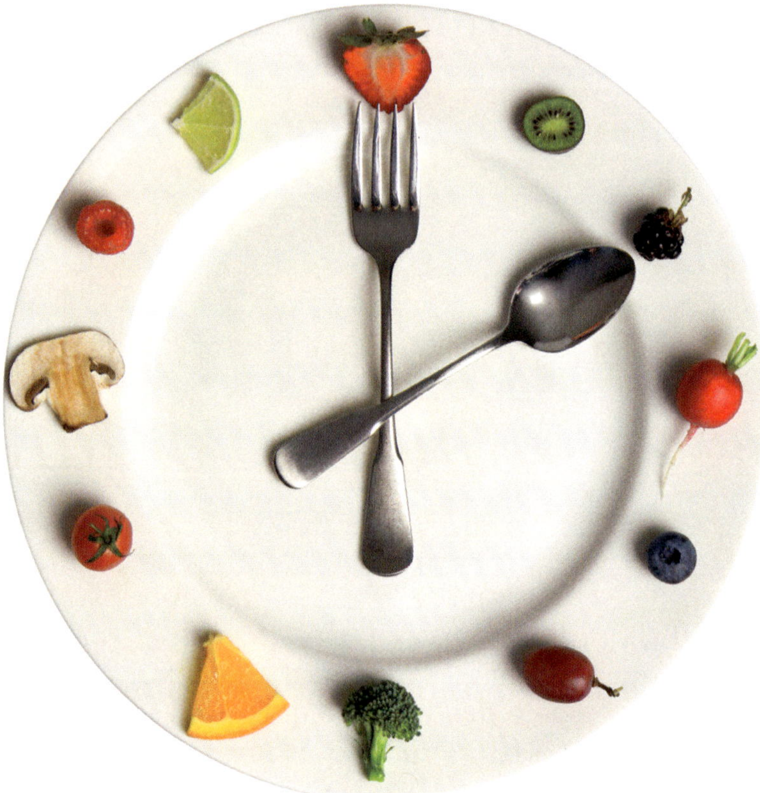

"A saúde não é um estado da matéria e sim do espírito."

M. B. EDDY

Há também perda de cálcio para o suporte esquelético, o que pode colaborar para o desenvolvimento de problemas crônicos nas costas ou hérnia de disco, ou outras condições ósseas crônicas.

O aumento do consumo de frutas e legumes em uma dieta alcalina melhora a proporção entre sódio e potássio no organismo e pode beneficiar a saúde dos ossos, reduzir a perda de massa muscular, bem como atenuar doenças como pressão alta.

A dieta alcalina promove maior absorção de magnésio pelas células. Isso é importante porque o magnésio é necessário para ativar a vitamina D no organismo.

Para quem tem processos inflamatórios

Não é qualquer tipo de alimentação viva que é recomendável. Em casos de inflamações mais graves, somente frutas com baixo índice glicêmico podem ser consumidas inicialmente. Algumas frutas de baixo índice glicêmico são: abacate, ameixa-vermelha, carambola, cereja, damasco, figo, goiaba, laranja, maçã, pera, pêssego, tangerina. Frutas com alto índice glicêmico e que não devem ser consumidas por quem tem processos inflamatórios: abacaxi, banana, mamão, manga, melancia, melão, uva-passa, caqui, fruta-do-conde, kiwi, morango.

Ao aumentar a ingestão de frutas e legumes, é muito importante saber o tipo de solo em que esses alimentos foram cultivados porque isso pode influenciar significativamente no conteúdo mineral desses alimentos. Uma boa alternativa é procurar comprar esses itens em locais confiáveis ou que comercializem produtos orgânicos (livres de agrotóxicos e de fertilizantes, provenientes de solos tratados com respeito ao meio ambiente).

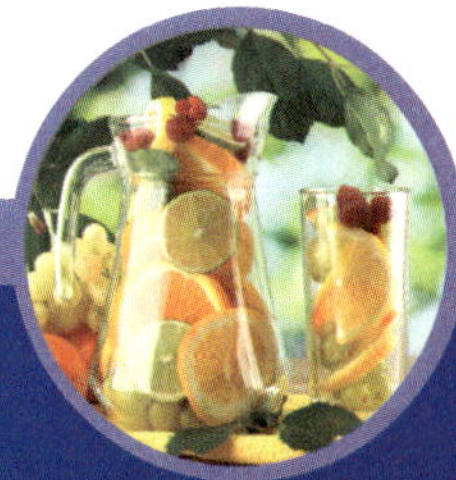

+BEBIDA DIÁRIA PARA O EQUILÍBRIO ALCALINO E O COMBATE ÀS INFLAMAÇÕES

INGREDIENTES:

- 1 ou 2 copos de água (em temperatura ambiente)
- 1 limão, fatiado e espremido
- 1 colher de chá de vinagre de maçã
- 1 colher de chá de aloe vera
- 1 colher de chá de mel (opcional, caso deseje adoçar); não usar caso esteja em um processo de desintoxicação (detox)

OPCIONAL: depois de misturado, colocar em cima algumas folhas de hortelã ou manjericão para ajudar na digestão ou contra inflamação.

Como seguir
a dieta alcalina com sucesso

- A maneira de se cozinhar os legumes também interfere na acidez dos alimentos. Por exemplo, espinafre cru é alcalino, mas, ao cozinhá-lo, ele se torna ácido. Por esta razão, deve-se tentar comer legumes crus, na maioria das vezes, ou apenas levemente cozidos.
- Alimente-se a cada três horas. Ficar muito tempo sem comer produz acidose por meio da queima de massa muscular.
- Pare de vez com bebidas alcoólicas e cigarro.
- Beba bastante água ao longo do dia.
- Faça exercícios físicos para controlar o estresse; mas atenção, atividade física deve ser feita com orientação profissional.
- Ao fazer uma refeição, comece comendo a salada, de preferência com verduras cruas.
- Não use temperos industrializados: utilize vinagre de maçã ou limão, azeite extravirgem e temperos à base de ervas (orégano, alecrim, manjericão).
- Coma peixe duas ou três vezes por semana.
- Carne vermelha: coma apenas uma vez por semana.

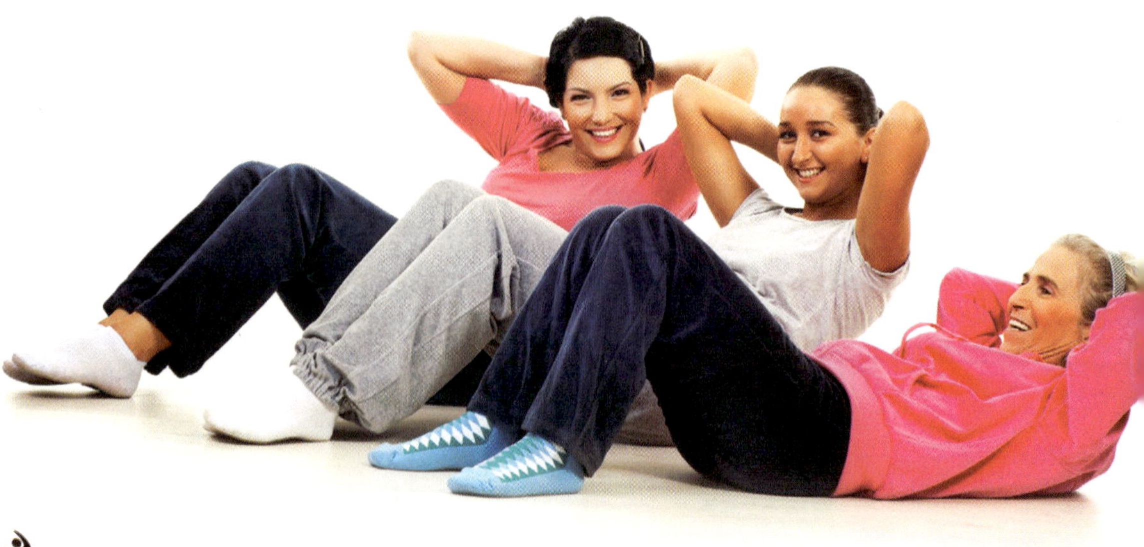

Alimentos alcalinos e suas propriedades

pH7,0

Abacate/Óleo de Abacate: Ricos em potássio, elemento químico essencial para o homem. São também fonte de gordura saudável, possuem Vitamina C, Vitamina A e fibras.

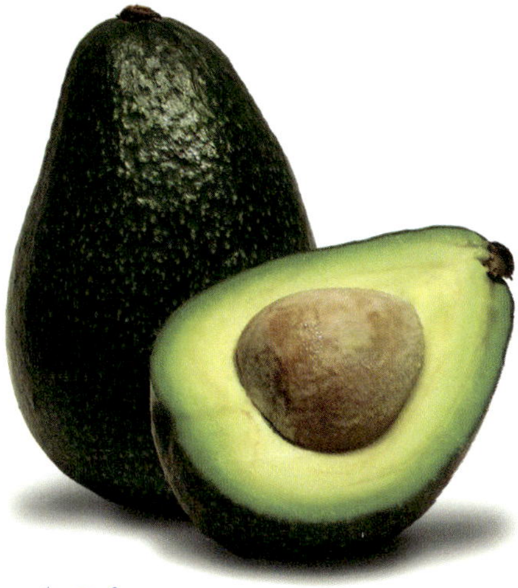

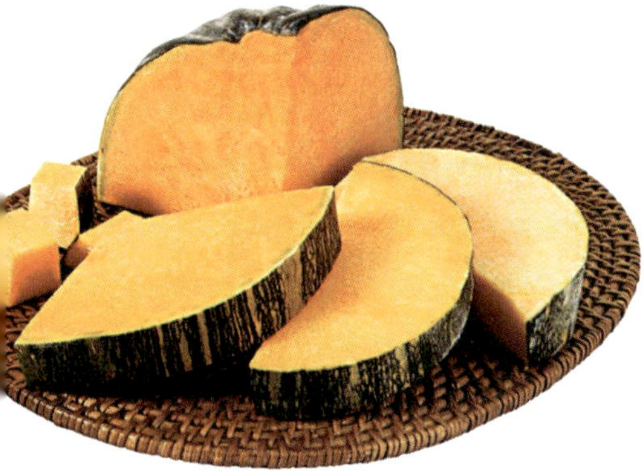

pH5,0*

Abóbora: A excepcional quantidade de Vitamina A e Vitamina C da abóbora a coloca como uma candidata a estar presente com frequência nas receitas de dieta alcalina.

pH6,1*

Abobrinha: Tem potencial para reduzir níveis de colesterol e atua na prevenção do câncer de próstata. Contém Vitamina C, Vitamina A e ferro.

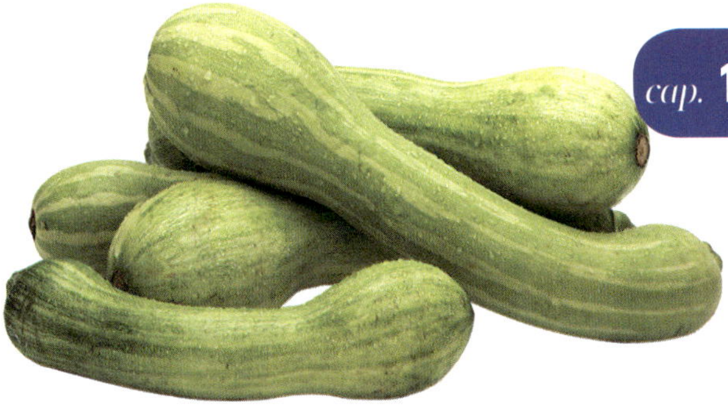

*Alguns alimentos, mesmo que sejam ácidos na origem, se tornam alcalinos quando passam pelo processo da digestão.

Alimentos alcalinos e suas propriedades

pH 10,0

Agrião: Além do alto fator alcalino, o agrião tem muitas vitaminas.

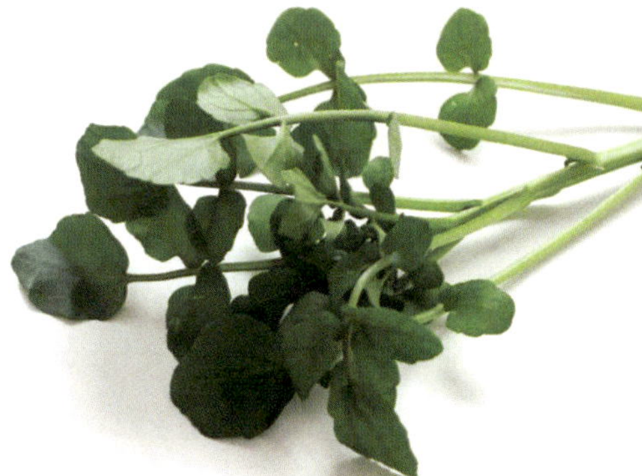

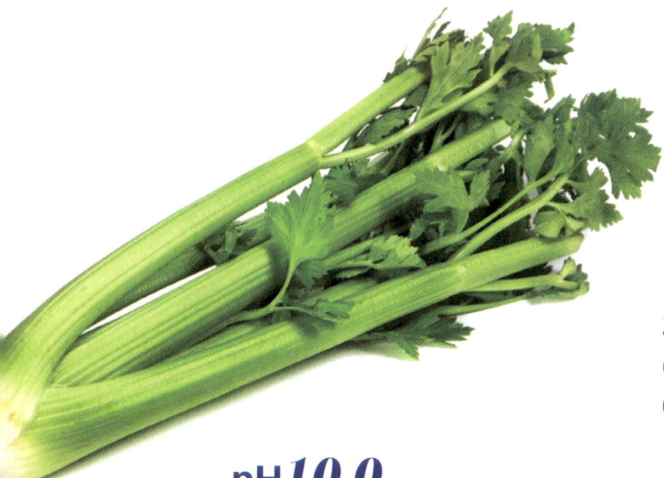

pH 6,0*

Aipo: Alimento de baixa caloria, é ótimo para ingrediente de um delicioso suco verde.

pH 10,0

Alcachofra: Rica em substâncias antioxidantes, purifica o fígado e ajuda na digestão. Presença de Vitamina C, Vitamina K e Folatos – vitaminas necessárias para a produção e manutenção de novas células, importantes também para a produção de glóbulos vermelhos e para prevenção da anemia.

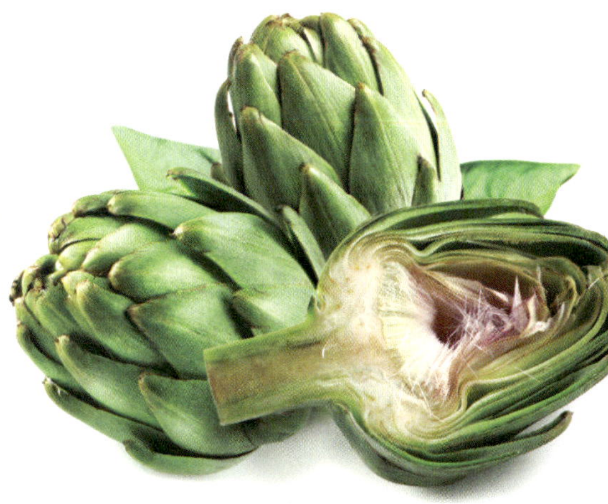

*Alguns alimentos, mesmo que sejam ácidos na origem, se tornam alcalinos quando passam pelo processo da digestão.

+ Atividade física é importante para complementar qualquer dieta. **Ao fazer exercícios físicos, o corpo libera mais enzimas e hormônios**. O sangue absorve melhor os nutrientes necessários para a saúde do organismo.

pH7,0

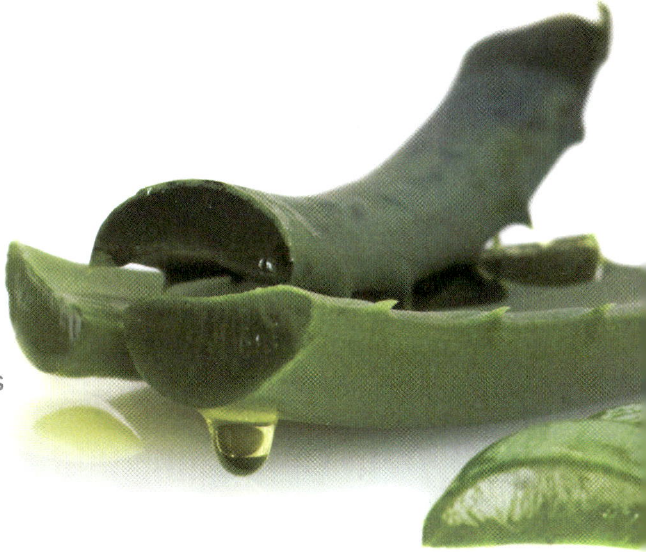

↗ **Aloe vera:** Conhecida por suas propriedades curativas para tratar cortes ou queimaduras na pele. No entanto, a aloe vera também pode ser ingerida e, apesar de não ter um sabor agradável, seu gosto é facilmente disfarçado quando misturada a outros ingredientes. É muito utilizada para tratar problemas de intestino e faz maravilhas para a aparência da pele.

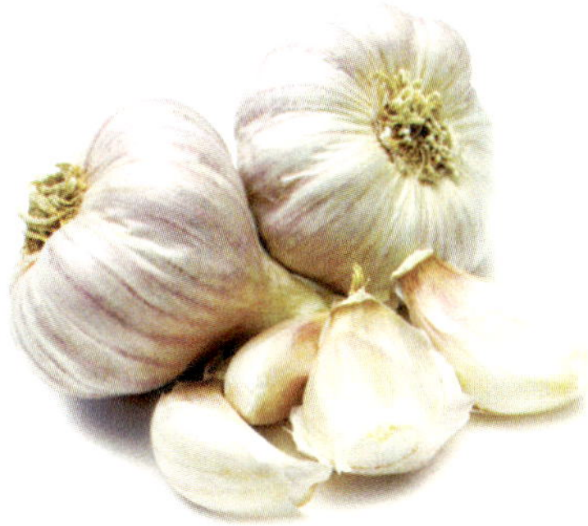

pH10,0

↗ **Alho:** Conhecido como um alimento de limpeza, para desintoxicar o organismo.

pH6,0*

↗ **Alho-poró:** Dá um leve tom picante muito saboroso aos alimentos. Ele colabora muito para a dieta alcalina, por isso é bom consumi-lo sempre.

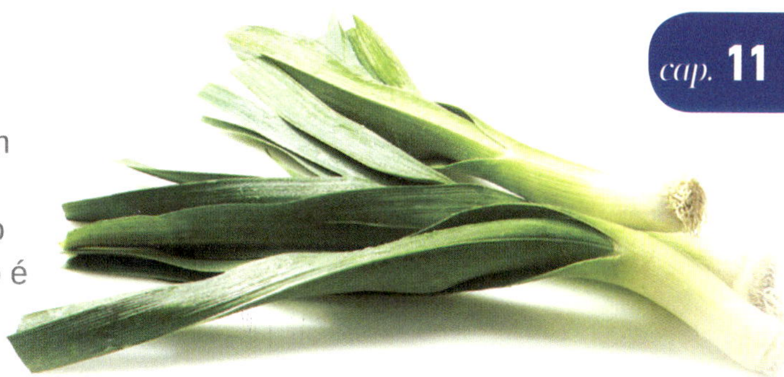

*Alguns alimentos, mesmo que sejam ácidos na origem, se tornam alcalinos quando passam pelo processo da digestão.

Alimentos alcalinos e suas propriedades

pH8,0

Amêndoas/Leite de amêndoa: Associados ao aumento de ganho muscular, diminuição do colesterol e perda de gordura. Pode ser incluída em qualquer refeição, mas sem exageros. Possui cálcio, ferro e proteína.

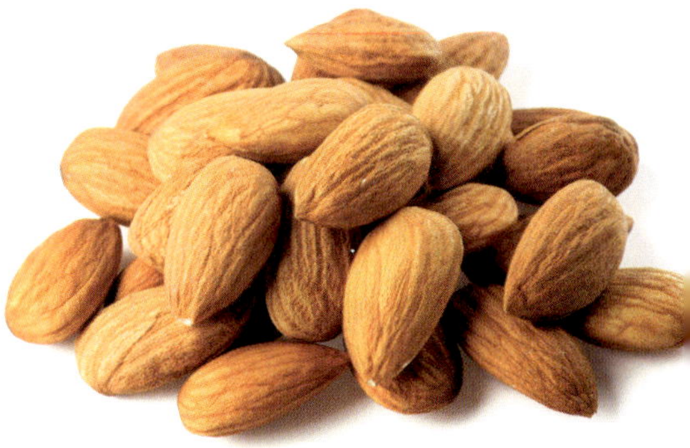

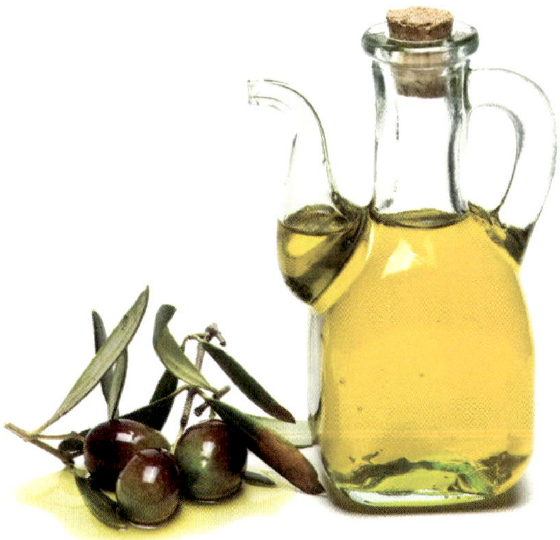

pH Indeterminado

Azeite de oliveira: Um dos óleos mais saudáveis para se consumir, importante colaborador para a desintoxicação do organismo ácido.

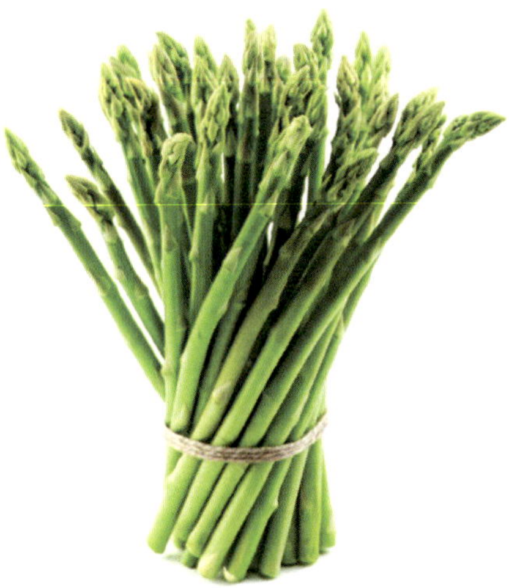

pH8,0

Aspargo: Rico em antioxidantes para combater o envelhecimento precoce, bem como em nutrientes. Contém Vitamina A, Vitamina C e ferro.

+ A dieta alcalina **não é recomendável para quem tem doença renal crônica**, a não ser que seja acompanhado de perto por um médico.

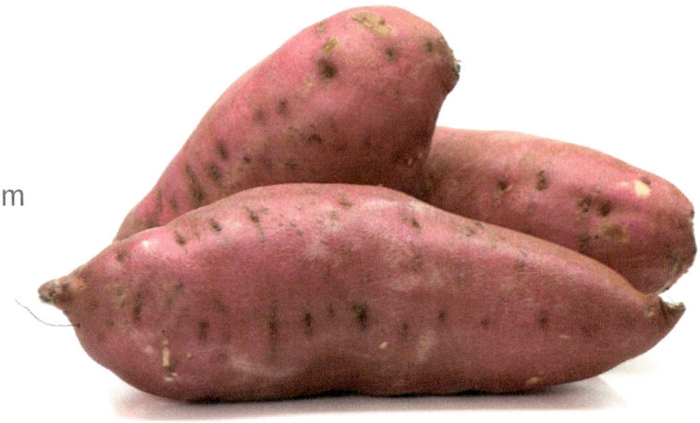

pH9,0

Batata-doce: Tem boa quantidade de fibras e alto teor de Vitamina A, sendo um poderoso antioxidante.

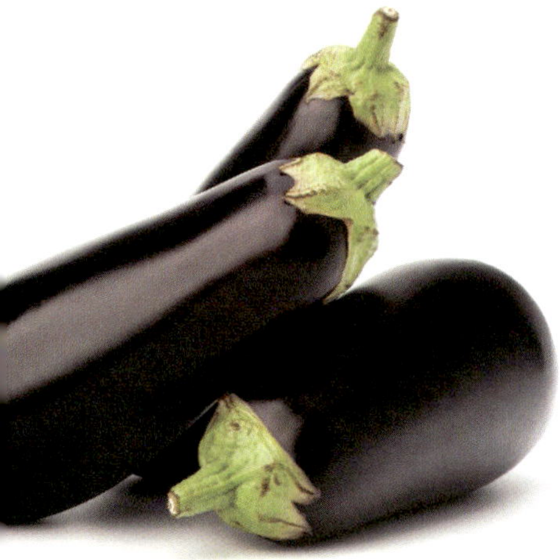

pH9,0

Berinjela: É um alimento de baixa caloria e promove boa saciedade.

pH4,3*

Beterraba: É uma das poucas fontes de fitonutrientes, que podem ter propriedade anticancerígenas. Possui Vitamina C, Vitamina K e folato.

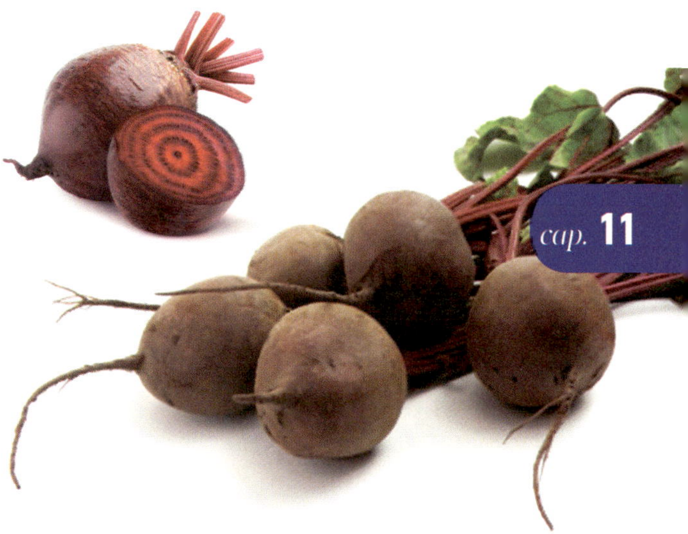

*Alguns alimentos, mesmo que sejam ácidos na origem, se tornam alcalinos quando passam pelo processo da digestão.

Alimentos alcalinos e suas propriedades

pH 10,0

Brócolis: É um alimento muito saudável, um vegetal muito completo. Vitamina C, Vitamina A e cálcio.

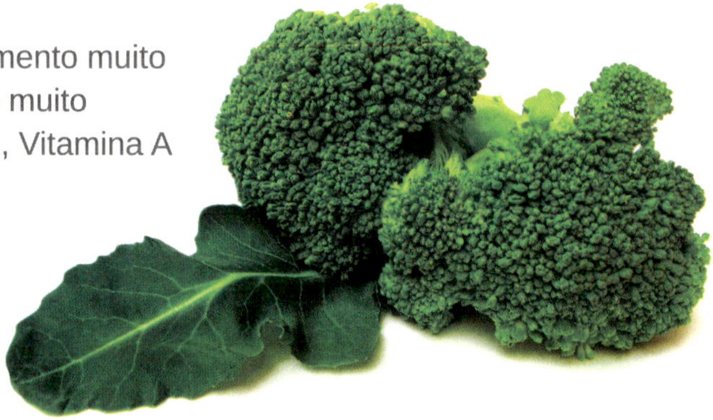

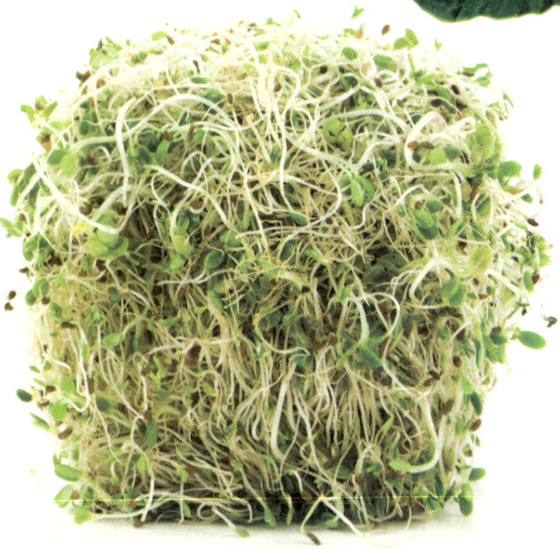

pH *Variável*

Brotos: São bons acompanhamentos para outros vegetais e outros tipos de refeições, mesmo quando não associados à dieta alcalina. Ricos em nutrientes, enzimas e proteínas, além de possuírem Vitamina C, Cálcio e ferro.

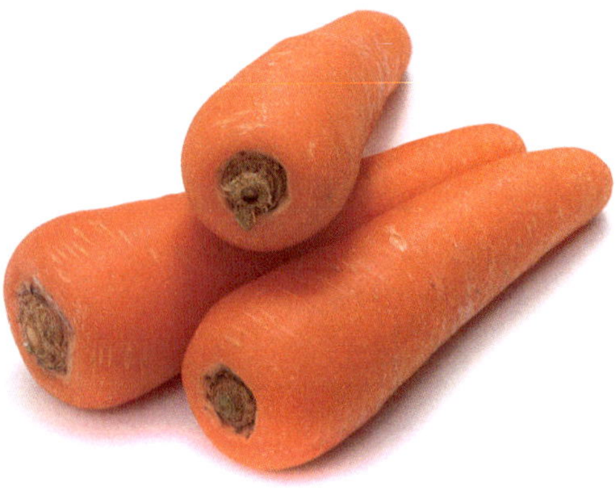

pH 6,0*

Cenoura: Rica em fibras e potássio, tem ainda Vitamina A, Vitamina C e cálcio.

*Alguns alimentos, mesmo que sejam ácidos na origem, se tornam alcalinos quando passam pelo processo da digestão.

+ A dieta alcalina é ótima para quem leva uma vida estressante e desequilibrada. A substituição de alimentos industrializados por alimentos naturais é o melhor caminho para a saúde nos tempos atuais.

pH *7,0*

Coco: Se consumido fresco, o coco tem grande importância numa dieta alcalina. Também o leite de coco, suco e a polpa são excelentes alimentos.

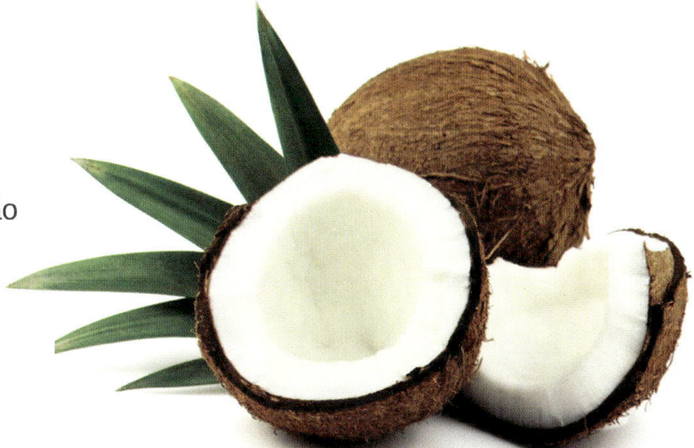

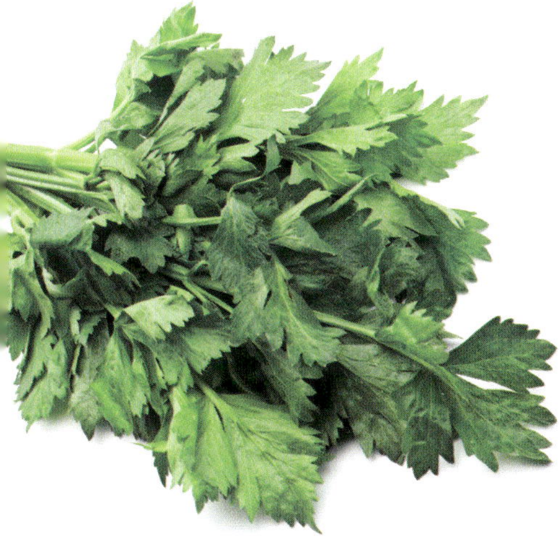

pH *6,0**

Coentro: Auxiliar no controle do colesterol, no combate à anemia e na melhora da digestão.

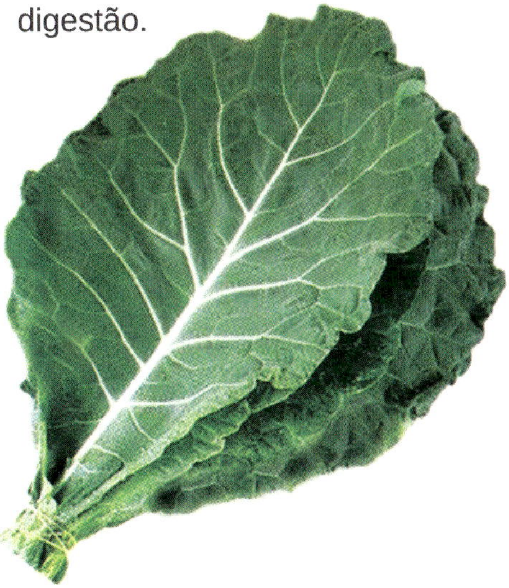

pH *10,0*

Couve: Possui excelente variedade de vitaminas e minerais. Entre eles, você encontra uma grande quantidade de vitamina A, C e cálcio.

*Alguns alimentos, mesmo que sejam ácidos na origem, se tornam alcalinos quando passam pelo processo da digestão.

Alimentos alcalinos
e suas propriedades

pH 10,0

Couve-flor: Tem uma boa quantidade de fibras e é grande fonte de Vitamina C. Também possui cálcio e ferro.

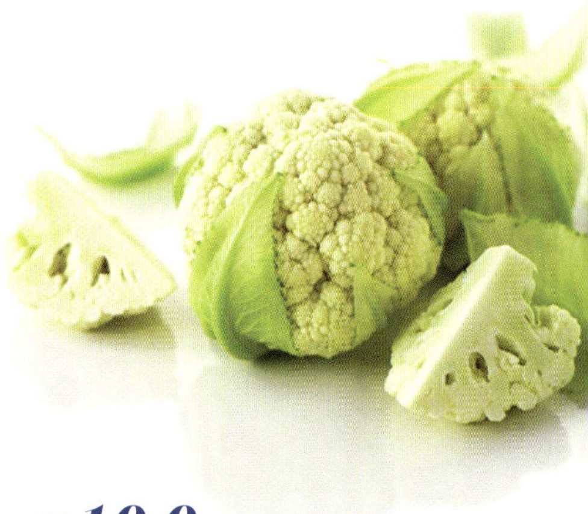

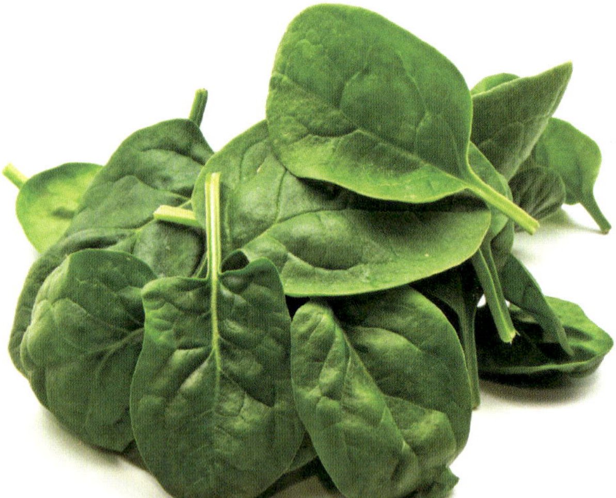

pH 10,0

Espinafre: É um dos mais indispensáveis vegetais em qualquer dieta. Contém importantes quantidades de Vitamina A. Possui cálcio e ferro.

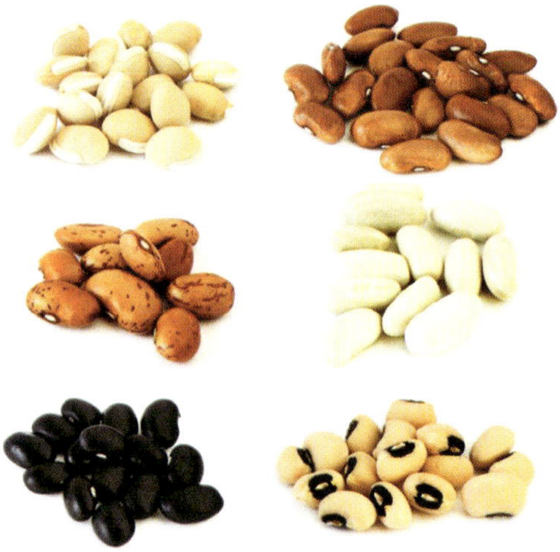

pH 6,0 *

Feijão/feijão-branco/feijão-vermelho: Possuem altíssima quantidade de ferro e também de fibras e boa quantidade de Vitamina C. O feijão-branco é um alimento de baixo índice glicêmico, que ajuda a evitar picos dos níveis de glicose no sangue.

*Alguns alimentos, mesmo que sejam ácidos na origem, se tornam alcalinos quando passam pelo processo da digestão.

+ A alimentação alcalina ganha muito em qualidade ao se optar por sementes germinadas, brotos e vegetais crus e frescos. É a "alimentação viva", em que se aproveita a vitalidade dos alimentos ao máximo em benefício do nosso organismo.

pH 9,0

Gengibre (raiz): Tem muitas propriedades de desintoxicação e é rica em potássio.

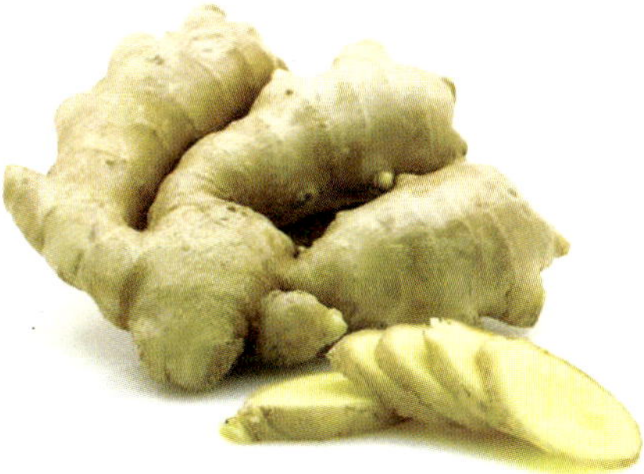

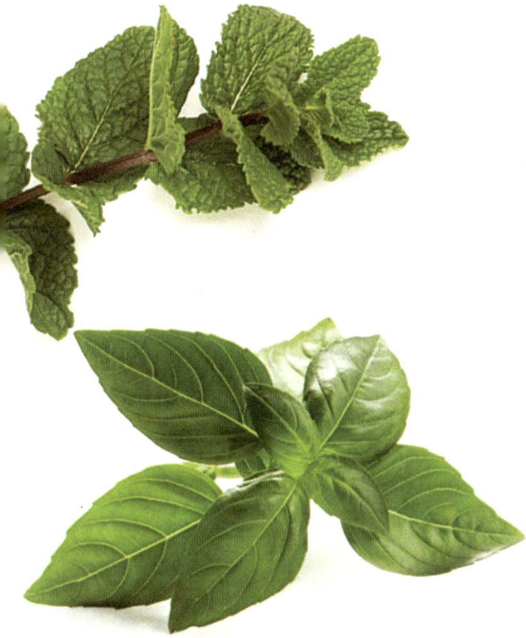

pH 6,0* a 7,5

Hortelã e manjericão: A hortelã é um remédio natural muito usado para problemas digestivos e para aliviar náuseas, mas também contém minerais e compostos anti-inflamatórios. O manjericão também é anti-inflamatório e proporciona bastante sabor quando adicionado a alimentos e bebidas.

pH 9,0

Lentilhas: Ricas em fibras, são digeridas mais lentamente, por isso dão boa sensação de saciedade. Ricas em ferro, Vitamina C e cálcio.

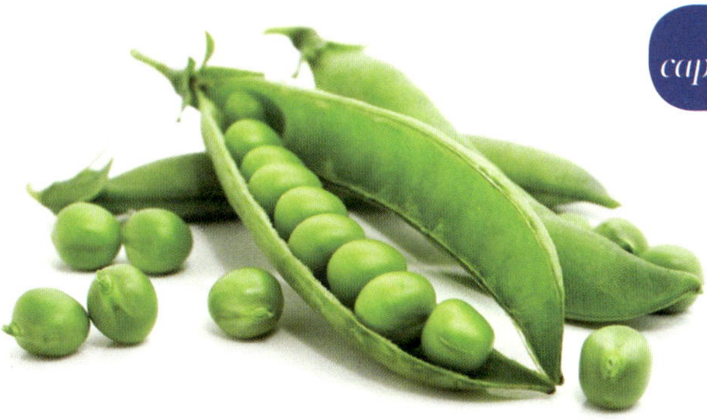

*Alguns alimentos, mesmo que sejam ácidos na origem, se tornam alcalinos quando passam pelo processo da digestão.

Alimentos alcalinos e suas propriedades

pH *1,8**

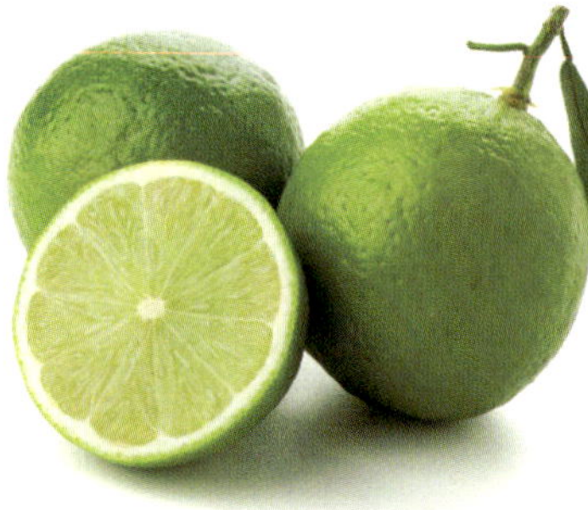

↗ Limão: Tem propriedades adstringentes e alcalinizantes, embora antes do consumo seja uma fruta ácida. Ingerir limão e outras frutas ricas em Vitamina C ajuda na absorção de ferro, que significa mais energia sustentável e evita a fadiga. Estimula o fígado, promovendo a desintoxicação. A menos que você sofra de azia ou problema gastrointestinal, beber água com limão é muito saudável.

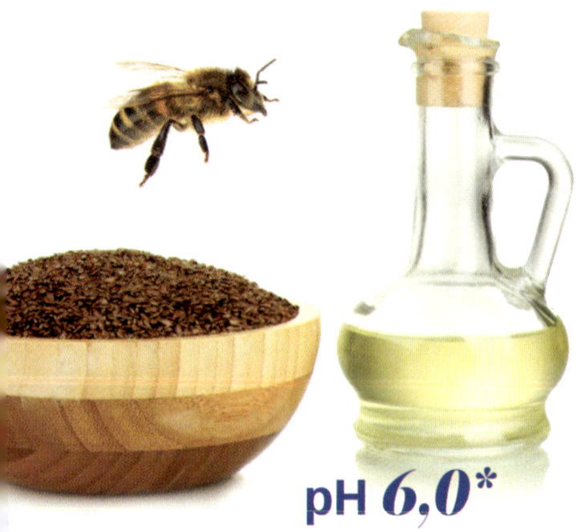

pH *Indeterminado*

↗ Linhaça/Óleo de linhaça: Tanto como semente quanto como óleo, atua para estabilizar o estado alcalino do corpo. As sementes podem ser consumidas junto de qualquer refeição e podem ser também batidas com sucos. O óleo pode ser usado para cozinhar, proporcionando mais nutrientes aos alimentos cozidos com ele.

pH *6,0**

↗ Mel: Usado como alimento e remédio há milhares de anos, elogiado por sua propriedade antibacteriana. Por ser rico em açúcar, deve ser consumido com muito discernimento, sem exageros.

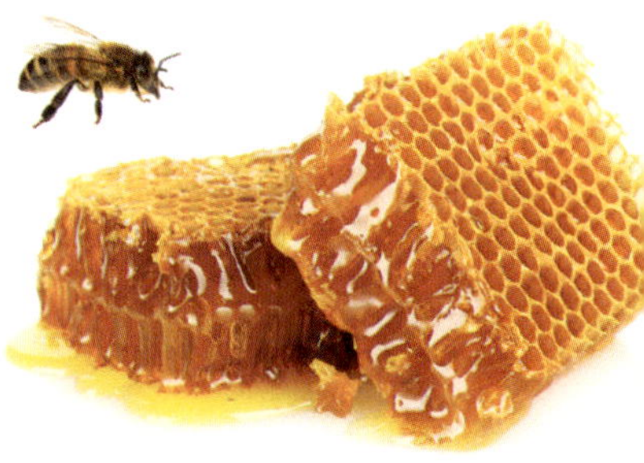

*Alguns alimentos, mesmo que sejam ácidos na origem, se tornam alcalinos quando passam pelo processo da digestão.

+ Quanto mais ácida a alimentação, maior a quantidade de bactérias nocivas que, a longo prazo, fazem o organismo ficar enfraquecido e mais sensível a diversas doenças.

pH *7,0*

↗ Mostarda em folhas: Rica em antioxidantes e com propriedades anticancerígenas. Ajuda a desintoxicar o corpo e a manter o coração saudável. Também é rica em fibras, e possui valores relevantes de Vitamina A, Vitamina C e ferro.

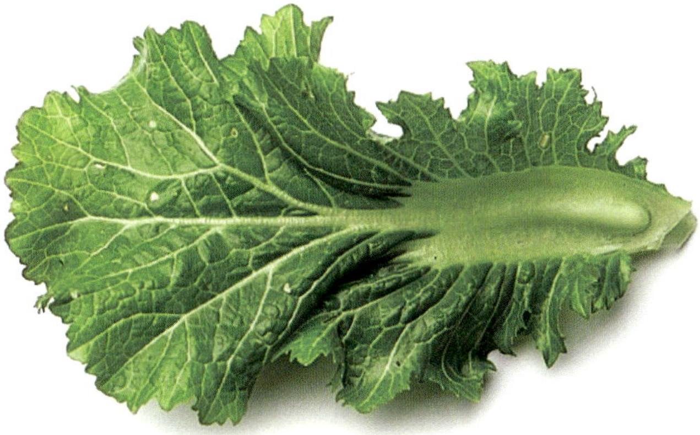

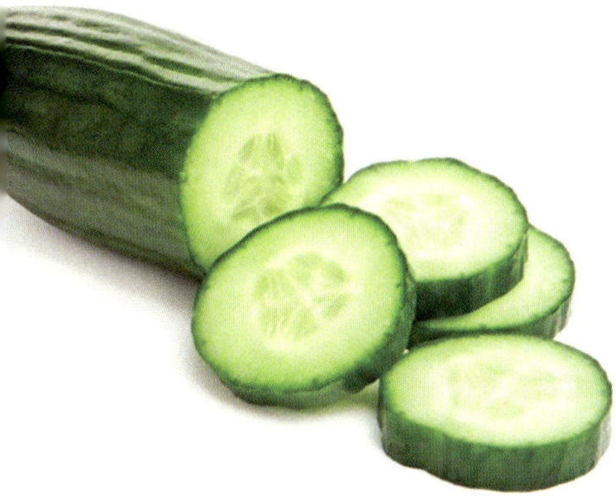

pH *3,8**

↗ Pepino: Contém bastante água, por isso é ótimo como ingrediente para um suco verde.

pH *10,0*

↗ Rabanete: Melhora a digestão e previne doenças cardíacas. Tem um efeito desintoxicante no corpo, ajuda a regular a pressão arterial e os níveis de glicose no sangue.

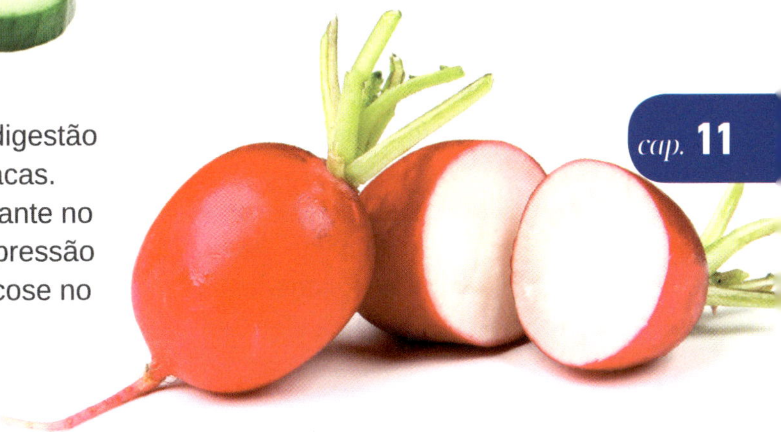

*Alguns alimentos, mesmo que sejam ácidos na origem, se tornam alcalinos quando passam pelo processo da digestão.

Alimentos alcalinos
e suas propriedades

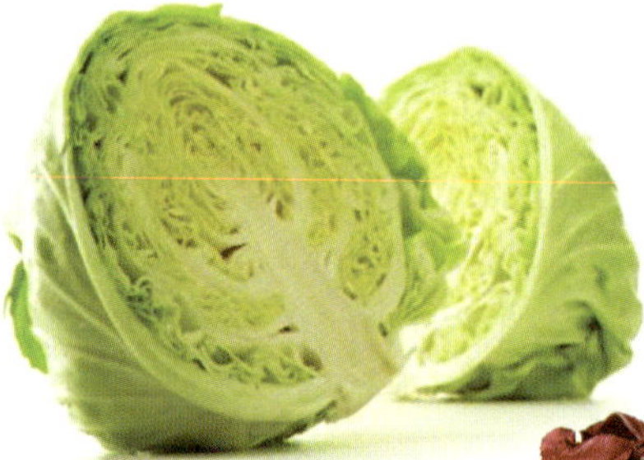

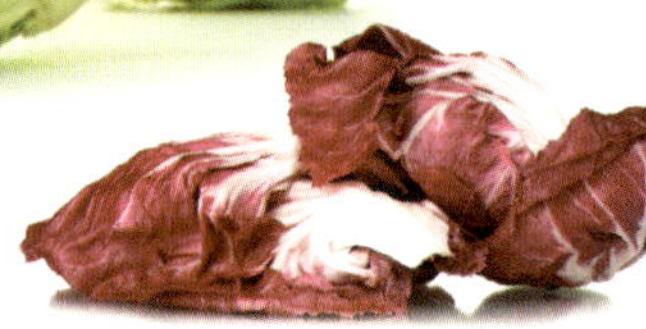

pH 10,0

Repolho: Tem alto teor de fibras e poucas calorias. Possui Vitamina C, Vitamina A e cálcio.

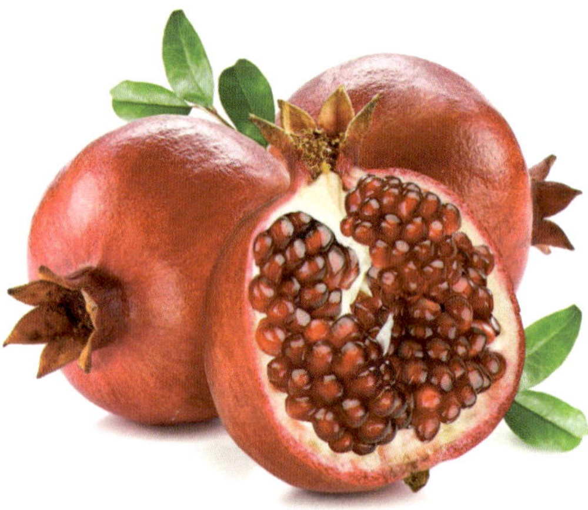

pH 3,5*

Romã: Possui alto teor de potássio e é importante fonte de Vitamina C. Pode ser consumida crua ou transformada em suco, mas nesse caso não se deve adoçá-lo.

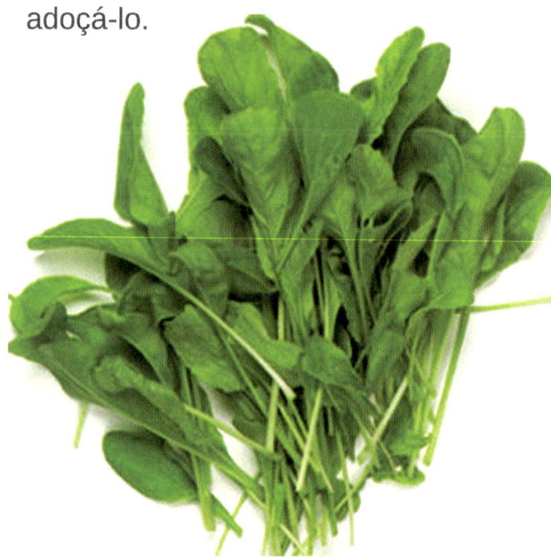

pH 4,8*

Rúcula: Um vegetal alcalino bastante presente nas mais variadas dietas e desintoxicações. Possui grande quantidade de cálcio e vitamina A. É um complemento diário que garante todos os nutrientes de que o corpo precisa. Também contém ferro e cálcio.

*Alguns alimentos, mesmo que sejam ácidos na origem, se tornam alcalinos quando passam pelo processo da digestão.

+ O nível de pH dos fluidos internos do corpo afeta todas as células, o que é prejudicial para o funcionamento normal de tecidos e órgãos. A dieta ocidental é baseada em carnes e produtos lácteos, açúcares, álcool, gorduras saturadas e cafeína, que criam um ambiente celular ácido.

pH7,0

Sementes de gergelim: Excelente opção para usar em uma salada de legumes alcalinos ou processar junto com um suco verde. São ricas em ferro, cálcio e proteína.

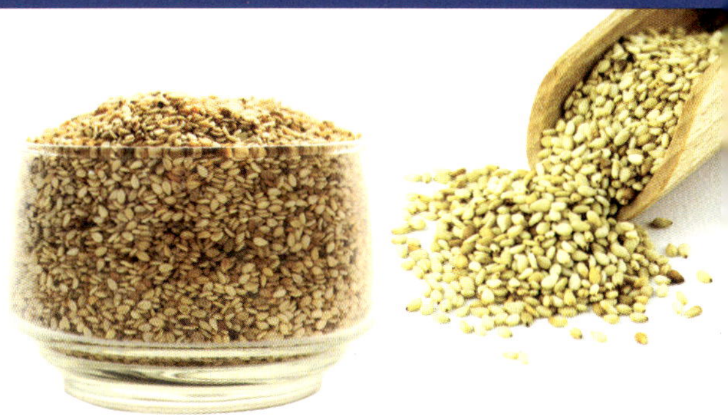

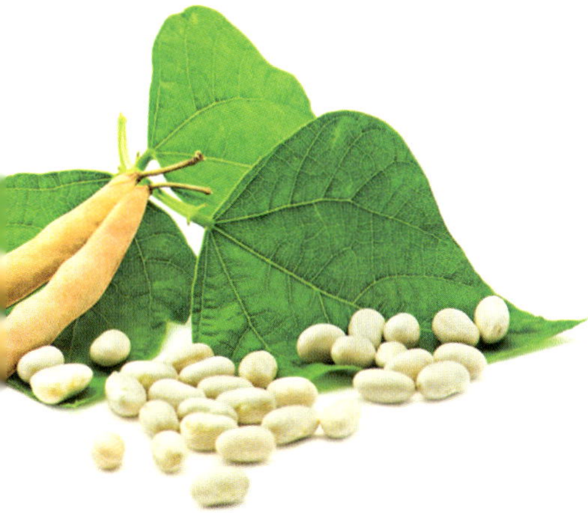

pH8,0

Soja em grãos: Considerado um importante item da alimentação vegetariana em substituição à carne e ao leite, porque é a melhor fonte vegetal para se obter ferro e cálcio. Por isso também é um importante ingrediente da dieta alcalina.

pH7,0

Tofu: Também outro importante substituto da carne, fornecendo cálcio, ferro e proteína.

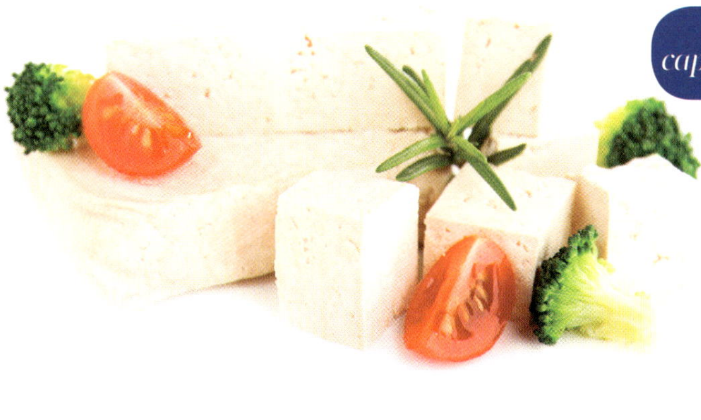

Alimentos alcalinos e suas propriedades

pH *4,3**

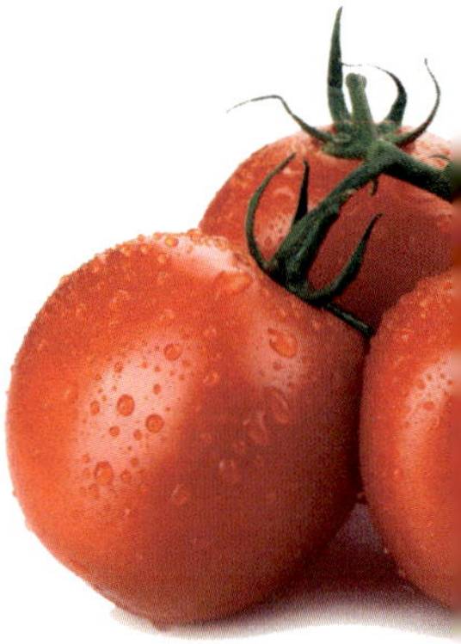

Tomate: Rico em licopeno, um importante antioxidante, além de vitaminas do complexo A e complexo B e minerais importantes, como fósforo e potássio, e também de ácido fólico, cálcio e frutose. Quanto mais maduro, maior a concentração desses nutrientes. Apesar de o tomate, em seu estado in natura, ter um pH ácido, ele é um formador de alcalinos após ingerido.

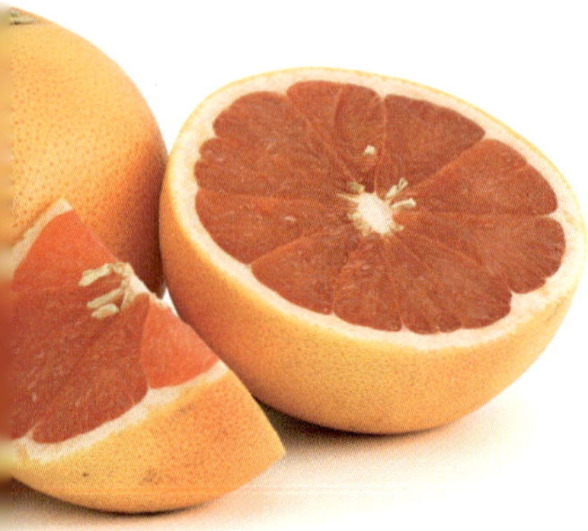

pH *8,0*

Toranja: É considerada um "superalimento", um dos mais saudáveis do planeta, que ajuda a perder peso porque aumenta o metabolismo. Seu baixo teor de açúcar é mais uma vantagem no processo de desintoxicação da dieta alcalina. Apesar de seu sabor ácido, uma vez assimilado pelo organismo, participa do processo de alcalinidade do corpo.

pH *4,0**

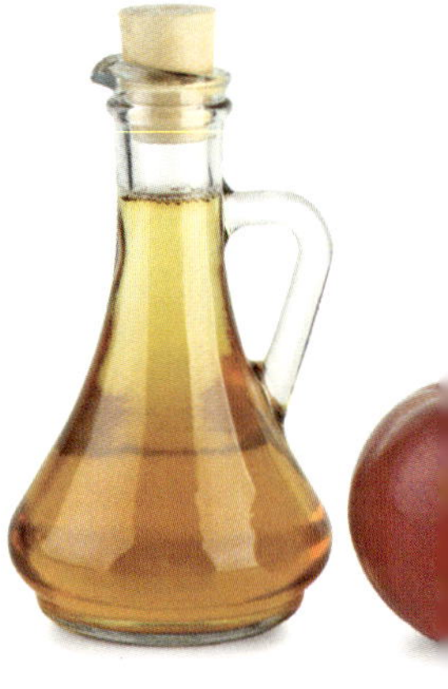

Vinagre de maçã: É um antigo remédio para dezenas de problemas de saúde. É muitas vezes usado para combater o refluxo ácido provocado pela baixa produção de ácido estomacal. É rico em enzimas que ajudam a equilibrar as bactérias no intestino, o que naturalmente leva a uma pele mais saudável e bonita.

*Alguns alimentos, mesmo que sejam ácidos na origem, se tornam alcalinos quando passam pelo processo da digestão.

Capítulo 12

Receitas "Alcalinas" para o dia a dia

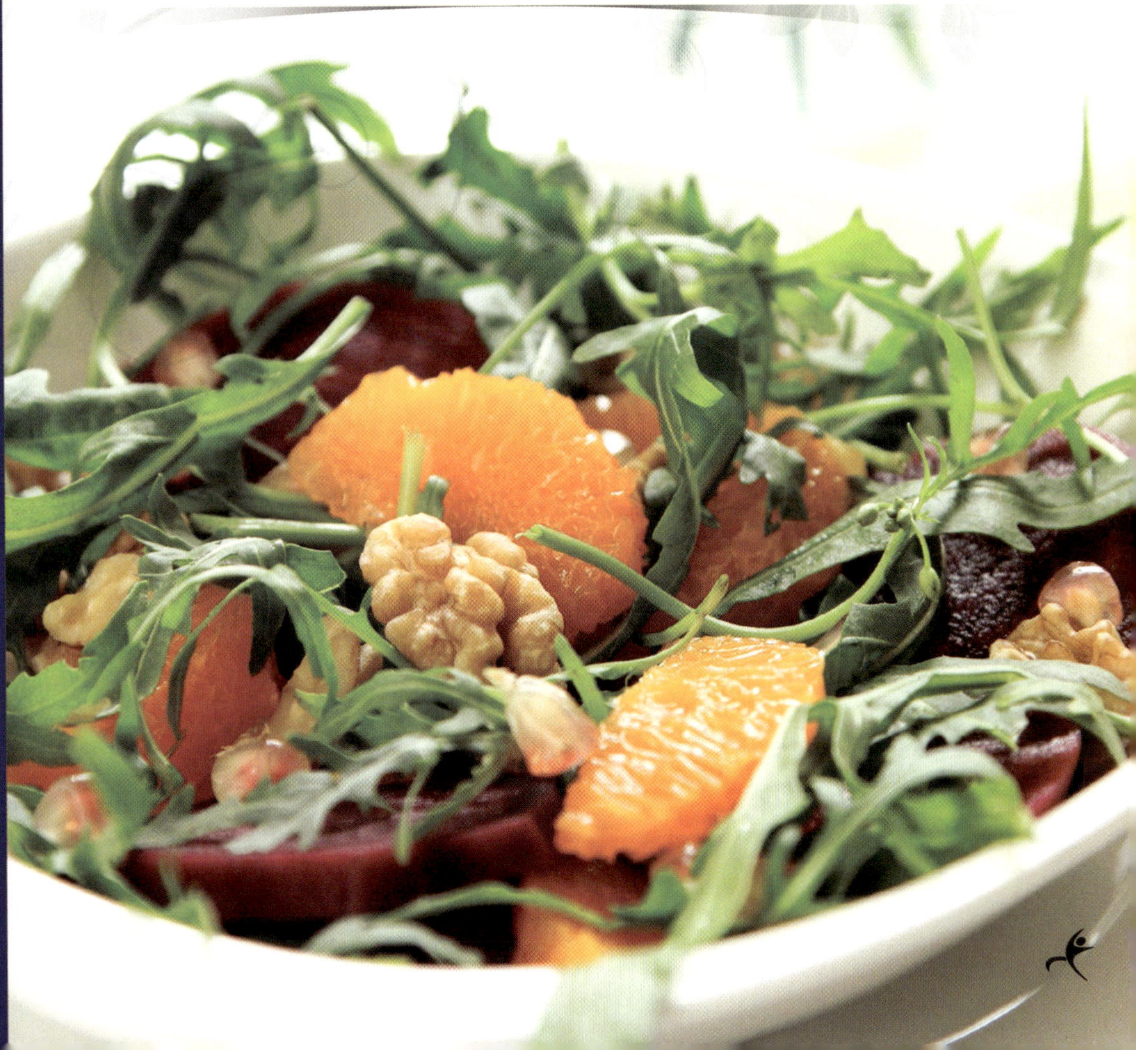

As receitas apresentadas a seguir não devem ser consideradas como únicas opções de alimentos. Elas são apenas exemplos de alimentação alcalina que pode ser incorporada à sua dieta.

As necessidades de nutrientes variam de pessoa para pessoa. Qualquer mudança drástica nos hábitos alimentares deve ser feita após se consultar um nutricionista.

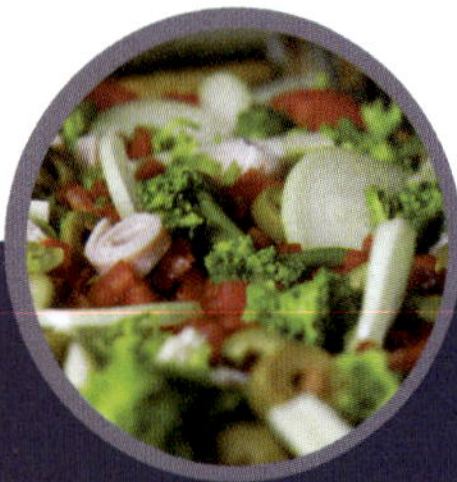

+ Deixar o prato colorido com uma variedade de alimentos vegetais (frutas, verduras e legumes) e retirar as carnes gordurosas, a farinha branca e os produtos industrializados são práticas que trazem benefícios para a vida toda.

"Há muita gente que passa tanto tempo cuidando da saúde que não tem tempo de desfrutá-la."

Josh Billings

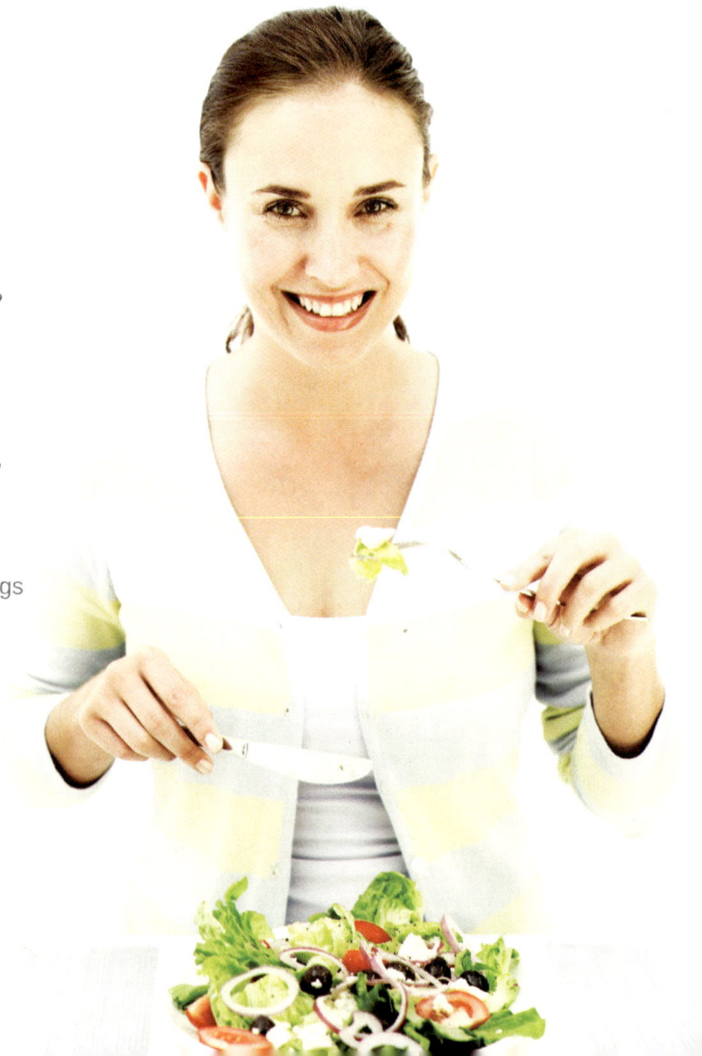

Nem todas as receitas são 100% alcalinas, pois queremos, aqui, que você comece um processo de alimentação alcalina que poderá evoluir com o tempo e de acordo com a sua consciência sobre o seu corpo e a sua saúde.

"As necessidades de nutrientes variam de pessoa para pessoa."

Seja uma pessoa alcalina!

Mudar os hábitos alimentares não é tarefa fácil. Hoje em dia é muito fácil comprar comida pronta ou semipronta, que vem dentro de um pacote colorido e suculento, e colocar para esquentar no forno ou no micro-ondas.

Estamos condicionados a sentir o sabor de amidos e açúcares presentes na comida industrializada ou nas receitas comuns do dia a dia. Ficamos dependentes, viciados em comidas que nos insistem em afirmar que são comidas boas e nutritivas, quando na verdade são alimentos repletos de substâncias nocivas e tóxicas para nossa biologia.

Essas substâncias deixam nosso corpo inflamado, e essas inflamações vão minando nossas energias, deixando-nos cansados, estressados, com nosso metabolismo desregulado, provocando problemas de saúde e excesso de peso.

Então, acostumar-se a uma alimentação alcalina não se trata apenas de mudar o que você come, de um dia para o outro. Tem de mudar também o modo de se pensar a comida e de se pensar a vida. Mudar a rotina é fundamental.

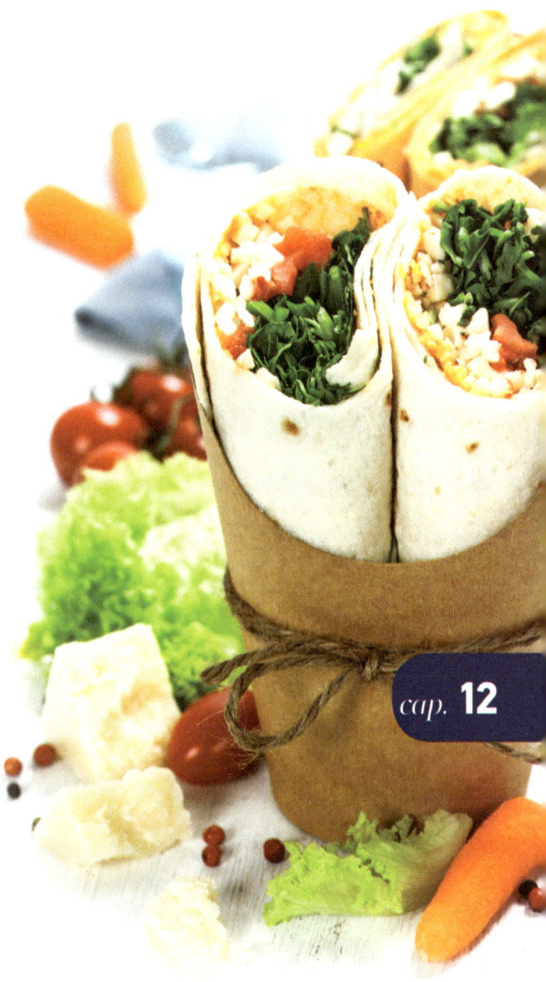

Receitas Alcalinas para o dia a dia

Vamos começar com o exemplo de um dia alcalino!

Ao se levantar

Antes do café, beber 1 copo (200 ml) de água gelada com gotas de limão.

Café da manhã

Ingredientes:

- 1 copo (200 ml) de suco verde

Modo de preparar:

Bater no liquidificador 1 pepino, 2 maçãs, 1 folha de couve e 1 banana-prata. Adicionar 1 colher de sopa de farelo de linhaça dourada e 1 colher de chá de mel.

Lanche da manhã

Ingredientes:

- 1 xícara (chá) de chá-verde
- 2 fatias de melão, acrescentando 1 colher de sobremesa de sementes (gergelim, abóbora e girassol)

> *"O prazer da comida é o único que, desfrutado com moderação, não acaba por cansar."*
>
> Anthelme Brillat-Savarin

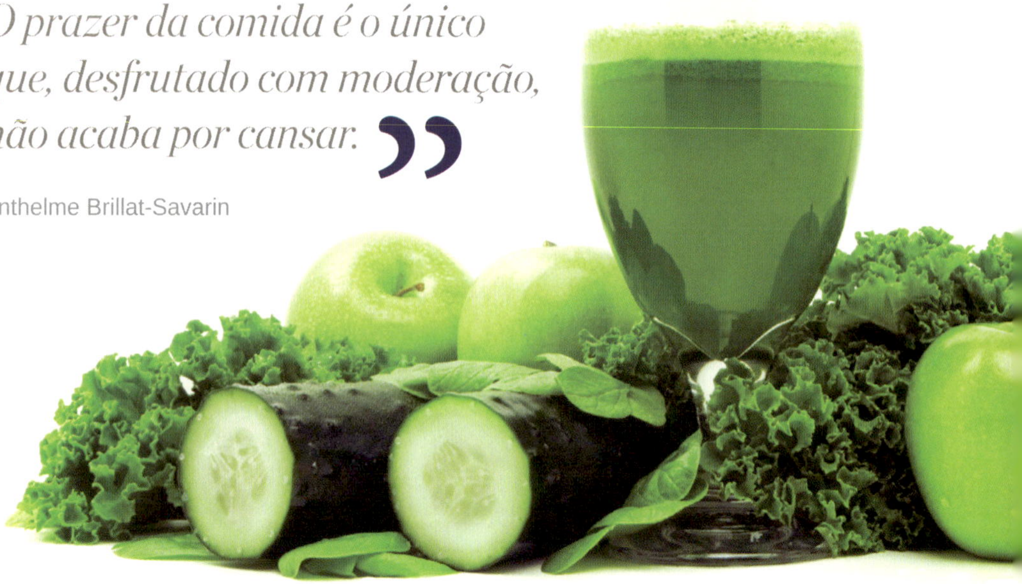

+ Alimentos mais alcalinos geram menos resíduos, **provocam menos retenção de líquidos, menos inchaço e menos inflamação**, que são importantes causas do sobrepeso.

Creme para consumir pela manhã 1

Ingredientes:

- 4 bananas tipo prata
- Abacate (metade de um abacate)
- 1 colher sopa de óleo de coco
- Metade de uma manga
- Sumo de meio limão
- 1 maracujá
- Água mineral – em quantidade suficiente apenas para dar consistência cremosa

Modo de preparar:

Bater todos os ingredientes no liquidificador até formar uma mistura homogênea. No caso da água, vá adicionando aos poucos, até dar consistência.

Creme para consumir pela manhã 2

Ingredientes:

- 2 pepinos
- 1 talo de um brócolis
- 1 broto de ervilha-de-cheiro
- 1 broto de girassol
- 1 couve-manteiga

Modo de preparar:

Bater todos os ingredientes em um liquidificador. Não há uma quantidade específica para o uso de cada ingrediente, já que naturalmente eles são encontrados em tamanhos diversos. Por isso, comece utilizando pequenas quantidades de cada item e vá ajustando até formar uma massa cremosa.

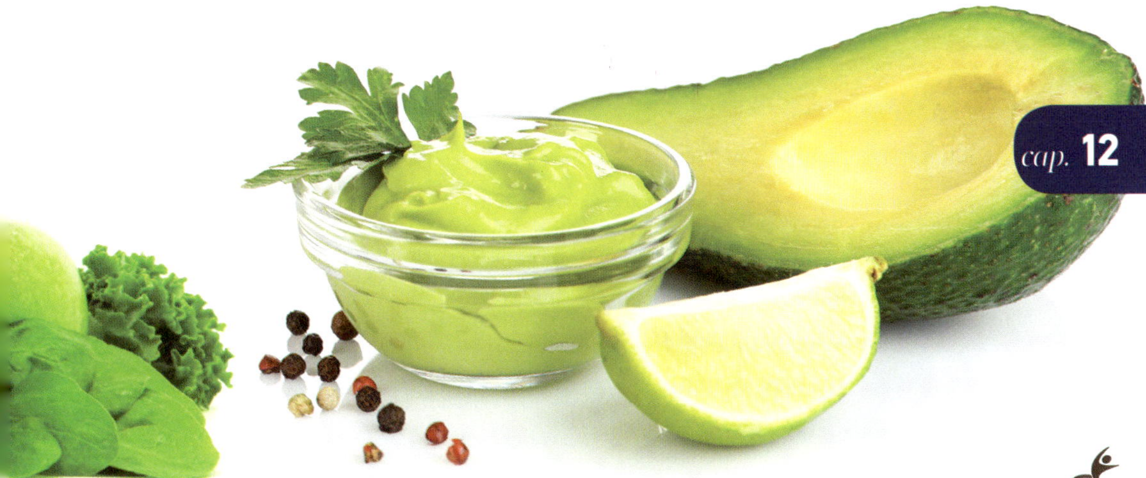

Receitas Alcalinas
para o dia a dia

Café da manhã com
Quinoa e Canela

Ingredientes:

- 1 xícara de quinoa enxaguada
- 3 xícaras de leite de amêndoa sem açúcar
- 1 colher de chá de canela
- ¼ de colher de chá de pimenta-da-jamaica
- ½ xícara de passas
- 1 maçã média picada em pedaços pequenos (separar alguns para decorar)
- Stévia ou agave a gosto
- ½ xícara de nozes cruas picadas
- 4 colheres de sopa de sementes cruas de girassol
- 1 xícara de mirtilos frescos e orgânicos (opcional – framboesas frescas, morangos frescos, nozes ou amêndoas picadas)

Modo de preparar:

Misturar a quinoa, o leite de amêndoa, a canela, a pimenta-da-jamaica e as passas em uma panela média. Deixar ferver e, em seguida, tampar a panela e deixar em fogo baixo. Depois de 5 minutos, juntar a maçã picada e deixar cozinhar por mais cerca de 5 a 7 minutos. Mexer e verificar se há líquido restante e se a maior parte foi absorvida. Em seguida, retirar do fogo, deixando a panela tampada e deixar descansar por 5 minutos para absorver o restante do leite. Checar se ainda tem grande quantidade de líquido e cozinhar por mais 3 a 5 minutos, mas verificar com atenção, pois a mistura pode queimar facilmente se ferver na panela seca. Depois, deixar descansar por 5 minutos. Provar se está doce e, se achar necessário, usar de 3 a 5 gotas de stévia. Já que as passas e a maçã adicionam uma agradável doçura, seja cauteloso, pois mesmo esses açúcares naturais podem elevar o nível de açúcar no sangue, que é algo que queremos evitar. Enfeitar com nozes, sementes de girassol, mirtilos e o restante da maçã picada.

Rendimento: **4 porções**

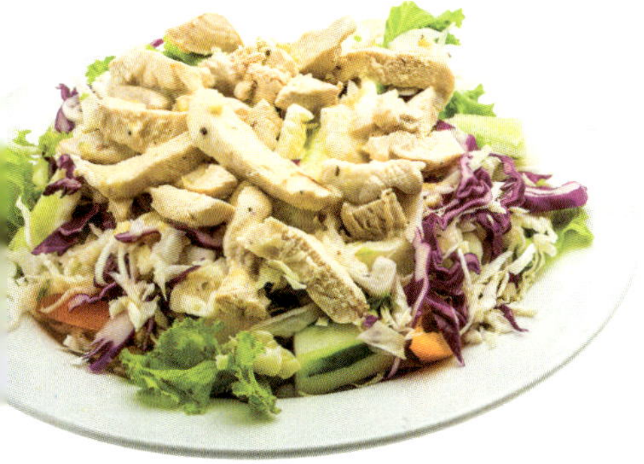

Almoço

Ingredientes:

- 1 prato (sobremesa) de salada de acelga, couve crua, alface, rúcula, cebola, aipo e cebolinha
- 2 colheres de sopa de frango desfiado
- 2 colheres de sopa de purê de batata

Lanche da tarde

Ingredientes:

- 5 amêndoas
- 1 copo (200 ml) de suco de limão
- 1 colher (sobremesa) de farinha de linhaça dourada

Modo de preparar:

Bater as amêndoas com o suco e a linhaça no liquidificador, sem adição de açúcar.

Jantar

- 1 prato fundo de caldo de abóbora.

Modo de preparar:

Cozinhar a abóbora normalmente, usando como temperos apenas outros vegetais. Bater a abóbora no liquidificador. O ideal é sempre preparar o caldo na hora em que for consumir. Quanto mais a comida for fresca, melhor!

Antes de ir dormir

Ingredientes:

- 1 fatia de abacaxi (aquecer a fruta e adicionar raspas de limão)
- 1 xícara de chá de camomila (sem açúcar)

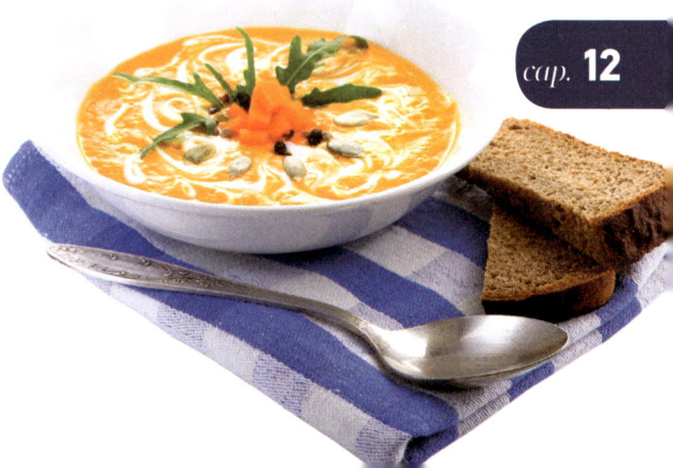

Receitas Alcalinas para o dia a dia

Sopa de abóbora com girassol

Ingredientes:

- 300 gramas de abóbora (moranga) com as cascas e as sementes
- 2 xícaras de semente de girassol
- 1 colher de sopa de cebola picada
- 1 ½ xícara de água
- 1 dente de alho
- 1 colher de sopa de missô claro
- ½ abacate maduro
- Cebolinha verde (dois ou três talinhos)

Modo de preparar:

Passe no liquidificador a abóbora, as sementes de girassol com a água, a cebola, o alho, o missô claro e a cebolinha. Coar e recolocar o líquido no liquidificador limpo. Acrescentar o abacate e bater novamente. Esquentar um pouco no fogão, para ser consumido um pouco morno.

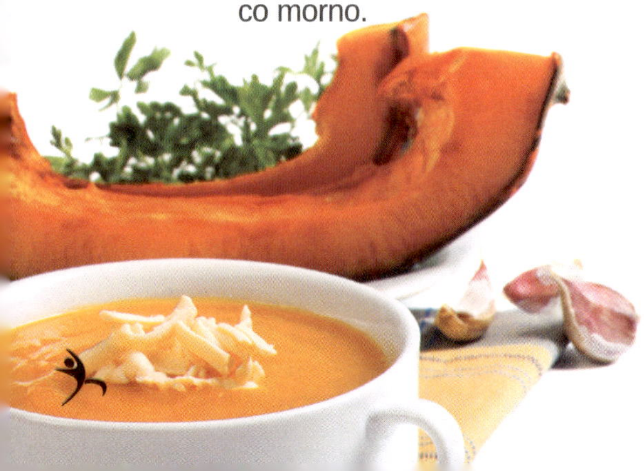

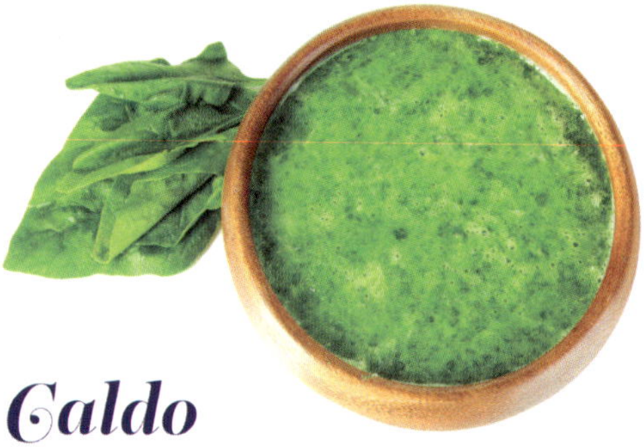

Caldo de legumes

Ingredientes:

- 2 xícaras de espinafre
- 2 xícaras de brócolis
- Água destilada
- 3 xícaras de talo de aipo
- 2 xícaras de cascas de batatas orgânicas
- 1 abobrinha pequena

Modo de preparar:

Picar todos os legumes em pedaços bem finos e misturar na água destilada em quantidade suficiente para cobri-los. Levar ao fogo em uma panela tampada. Quando começar a ferver, abaixar o fogo e deixar cozinhar de 20 a 30 minutos. Coar e beber o caldo. Obs.: Deve ser consumido em até três dias após o preparo (manter na geladeira). Caso deseje fazer uma grande quantidade, é necessário congelar.

Brownie

Ingredientes:

- 175 gramas de tâmaras sem sementes
- 30 gramas de avelãs tostadas sem casca
- 2 colheres de sopa de óleo de coco
- 1 colher de sopa de xarope de arroz integral
- 3 colheres de copa de cacau em pó
- 1½ colher de sopa de semente de linhaça moída
- ½ colher de chá de canela

Modo de preparar:

Avelãs:

Colocar as avelãs no forno e deixar até que fiquem douradas.

Depois, colocar as avelãs em um pano de cozinha e esfregar umas nas outras até as cascas saírem. Picar as avelãs com uma faca e reservar.

Tâmaras:

Passar as tâmaras em um processador até obter uma pasta quase uniforme. Colocar a pasta em uma tigela.

Finalização:

Acrescentar as avelãs e os demais ingredientes. Misturar tudo com as mãos até que forme uma massa com aspecto de chocolate. Forrar uma travessa pequena com filme plástico. Colocar a massa que você obteve e pressionar com as mãos, moldando na forma e tamanho desejados.

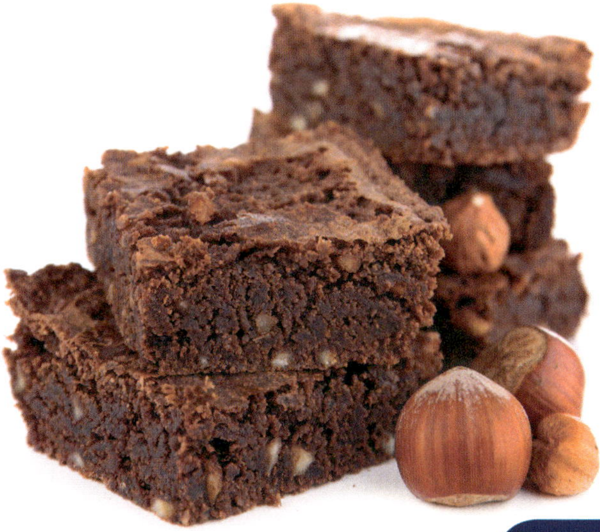

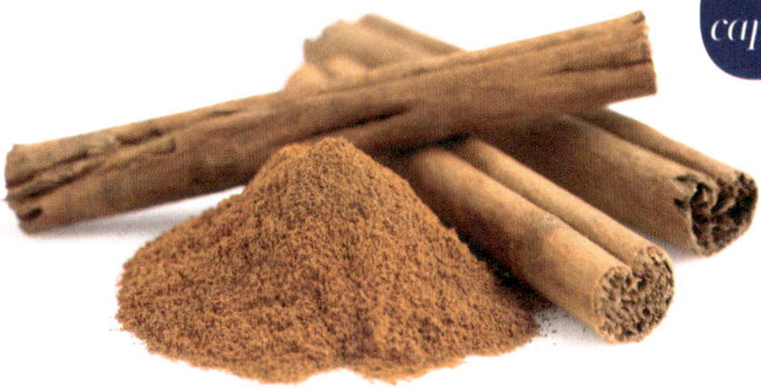

Receitas Alcalinas para o dia a dia

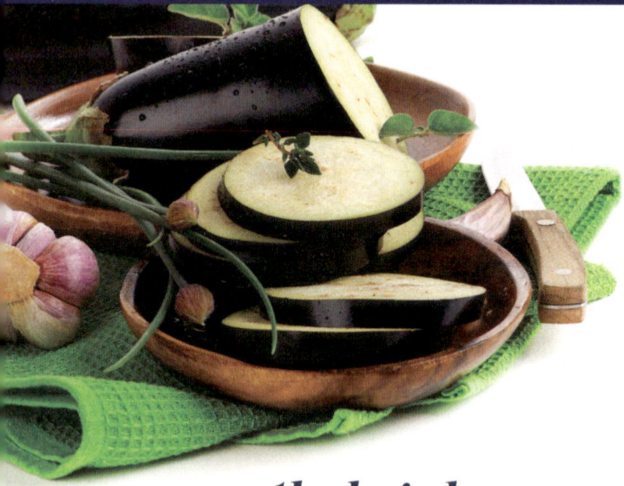

Abobrinha com Berinjela

Ingredientes:

- 1 berinjela descascada e cortada em pedaços pequenos
- 1 abobrinha ralada
- 1 pimentão verde
- 1 pimentão amarelo
- 1 tomate cortado em pedaços pequenos
- 1 pimenta-de-cheiro
- 1 dente de alho
- Cebolinha picada (a gosto)
- Coentro picado (a gosto)
- Orégano (a gosto)

(No caso dos três últimos ingredientes, "a gosto" não significa que deve ser usada uma grande quantidade.)

Modo de preparar:

Levar a berinjela ao forno e deixar aquecer durante 5 minutos. Retirar do forno e acrescentar a abobrinha ralada e os temperos (socar a pimenta junto com o alho). Misturar tudo e conservar na geladeira.

Maionese 100% vegetal

Ingredientes:

- Macadâmia
- Pinhão ou castanha-de-caju
- Limão
- Sal marinho
- Grãos de mostarda seca
- Páprica

Modo de preparar:

Bater todos os ingredientes em um liquidificador. Caso a massa fique muito grossa, vá colocando água filtrada aos poucos, misturando até dar uma consistência de maionese.

Capítulo 13

Dieta apenas não é o bastante para perder peso

Emagrecer depende de uma estratégia muito mais ampla do que se imagina.

Veja algumas das atitudes que você deve ter no dia a dia para perder aqueles quilinhos a mais! Tenha paciência! Não tente perder peso muito rápido! Pensar a longo prazo é a melhor estratégia, sem querer perder muito peso em pouco tempo. Emagrecer meio quilo por semana é o ritmo ideal, porque você não sofre com a perda abrupta do consumo de calorias, ou seja, não sente tanto o impacto da perda de energia, evitando sintomas de fraqueza. Perder peso aos poucos também evita o famigerado "efeito sanfona" que faz muitas pessoas recuperarem em pouco tempo tudo aquilo que levaram semanas ou meses para perder.

Pensamento positivo

Parece coisa de outro mundo, mas atitudes e pensamentos positivos ajudam mesmo a dar mais ânimo para persistir na dieta. Se você pensar que tudo que está fazendo não adianta nada, aí sim você vai acabar perdendo para a balança.

Disciplina e determinação

Essa é a parte mais difícil de fazer qualquer dieta. Às vezes queremos resultados muito rápidos e não é assim que acontece com a maioria das pessoas. Somente seguindo à risca a dieta é que os resultados vão aparecer, mesmo que demorem um pouco. E nada de dar aquelas "escapadas" logo no início da dieta. Mantenha o foco!

Mude seu estilo de vida

Claro que não dá para ficar sem trabalhar nos dias de hoje, e todo trabalho tem seu nível de estresse. Mas é possível ter um ritmo de vida com menos estresse e ansiedade. Colabore para seus momentos de lazer em família, seja no cinema, numa caminhada em um parque ou ficando em casa mesmo. Assistir a um filme na TV, ler um livro, ouvir música... Enfim, essas pequenas coisas da vida que nos deixam mais leves.

Dieta não é só uma moda

De tempos em tempos as revistas femininas aparecem com novas dietas mágicas que fazem você emagrecer muito em pouco tempo. Bom, mágica não existe, o que existe é o esforço com inteligência para se atingir os objetivos. E isso não funciona só para dietas! Por isso, você precisa assumir o compromisso consigo mesmo para manter a dieta alcalina indefinidamente, não somente até a próxima churrascada da família! Se quiser culpar alguém por uma falha na dieta, o primeiro a ser acusado é você mesmo!

Antes de fazer uma limpeza no seu organismo, faça uma limpeza no seu armário de mantimentos

Deixar alimentos "engordativos" em um lugar fácil de ver e pegar só vai provocar tentações, dando oportunidade ao seu "lado fraco" de ficar frágil e de cair novamente na alimentação desregulada. Por isso, antes de começar a dieta, arrume seus armários. E se for difícil, porque você mora com outras pessoas que não seguem a dieta igual à sua, o melhor é guardar os alimentos em lugares diferentes.

Sobrevivendo aos tropeços da dieta

Vai haver momentos em que você vai ter aquela fraqueza e desviar do caminho da dieta. Nessas horas, não adianta ficar com complexo de culpa. Levante a cabeça e siga em frente. Retome rapidamente a dieta correta e tente não errar mais.

Capítulo 14

Conversando com especialistas

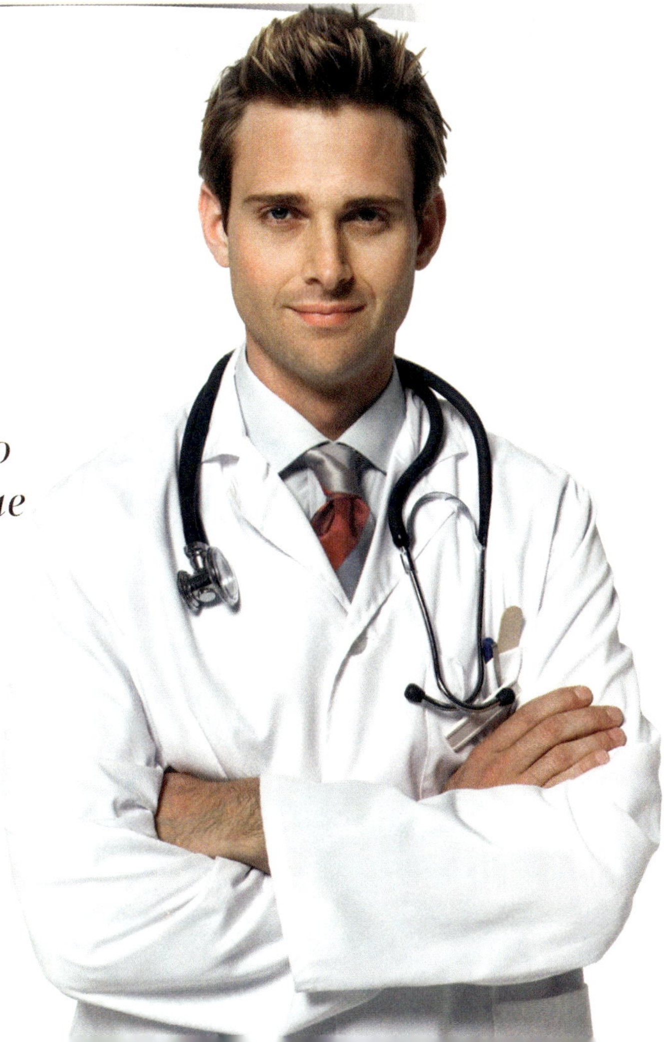

Conversamos com especialistas em alimentação para que comentem com base no que estudaram e no que conhecem, na prática, sobre a alimentação alcalina.

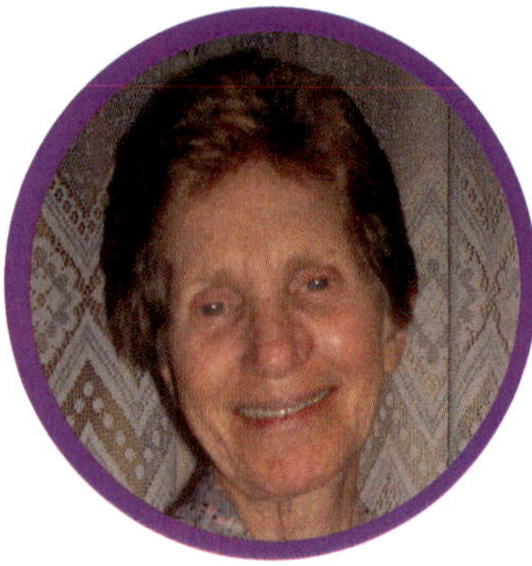

Dra. Catharina Walzberg

Naturopata, autora do livro "VOCÊ PODE TER SAÚDE – BASTA QUERER", é também diretora-geral do Retiro de Recuperação da Saúde (www.retirodasaude.com.br)

A dieta alcalina afirma que não devo comer diversos alimentos que parecem ser bastante essenciais, como proteína de carnes, ovos, leite, por exemplo. Não corro o risco de ter deficiências de alguma vitamina ou nutriente?

As proteínas e outros nutrientes da carne, ovos e leite estão presentes em quantidade correta nos produtos de origem vegetal, com uma única exceção: a Vitamina B-12, produzida pelas bactérias presentes nos produtos animais. Em uma dieta estritamente vegetariana, essa vitamina deve ser suplementada, seja por via oral (pouca absorção) ou por uma única injeção intramuscular semestral, por exemplo de Citoneurin 5000 mg. Quanto aos outros nutrientes, se a dieta for orientada e balanceada, não precisa haver receio; basta atentar para a dieta dos animais herbívoros de grande porte, como o elefante, o rinoceronte, o hipopótamo, o touro. Eles se alimentam exclusivamente de folhas, de onde recebem tudo de que necessitam, inclusive uma abundância de proteínas capazes de construir e conservar aquela montanha de músculos.

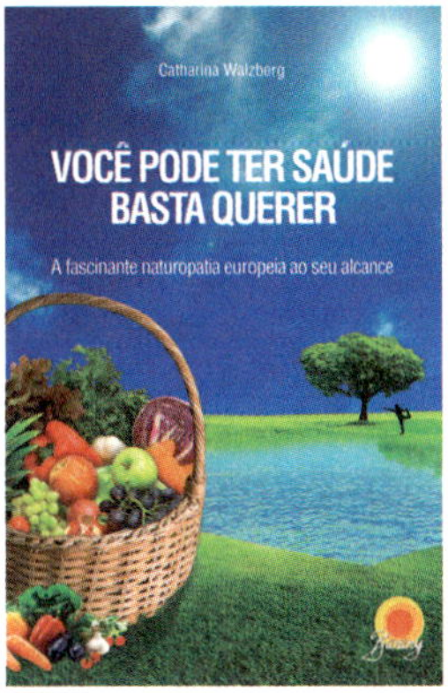

Para uma pessoa que está acostumada a comer de tudo e já teve dificuldade em seguir outras dietas, o que se recomenda como primeiro passo para aos poucos ir se adequando à dieta alcalina?

Tudo depende da motivação da pessoa. Se ela tiver apenas a expectativa de perder peso, por exemplo, a dieta totalmente alcalinizante certamente lhe parecerá muito sacrificada. Neste caso, há dietas mais brandas que a ajudarão facilmente a alcançar seu objetivo. Mas se ela tiver gota crônica, ou osteoartrite, ou erupções inexplicáveis na pele, ou outra enfermidade causada pela acidificação do sangue, a nossa experiência é a de que se submeterá com facilidade a uma dieta como essa por um período de algumas semanas ou meses. Ela deve ser orientada por médico ou nutricionista vegetariano, que lhe poderá fornecer inclusive um cardápio de pratos bem saborosos. Após alcançar o seu objetivo, o paciente pode adotar uma dieta vegetariana completa, inserindo apenas um dia de dieta alcalinizante por semana, e mantendo nos outros dias um balanço de 20% de alimentos acidificantes e 80% de alimentos alcalinizantes no cardápio diário. A perda de peso, de maneira natural e saudável, virá de brinde.

No caso de se evitar o uso do sal na alimentação, como fica a questão da deficiência de iodo? Não corre o risco de aumentar os casos de tireoidite de Hashimoto? (doença autoimune que tem entre seus principais sintomas fadiga crônica, cansaço fácil e ganho de peso).

O sal não precisa ser completamente retirado ao se decidir por uma dieta alcalinizante, pois não é acidificante. No entanto, é melhor para a saúde reduzir a quantidade de sal nos alimentos, por causa do seu teor de sódio, que aumenta a pressão arterial e produz retenção de líquido. A grande maioria das pessoas usa mais do que o dobro do sal necessário ao organismo. Adicionalmente, é aconselhável mudar do sal refinado, iodado artificialmente, após a retirada de todos os nutrientes contidos no sal original, para torná-lo alvo e fino, para o sal marinho integral, que contém naturalmente a quantidade de iodo que precisamos para a nossa tireoide. Ele pode ser adquirido em boas lojas de produtos naturais, ou preparado em casa moendo-se o "sal para churrasco" no liquidificador ou no moedor de temperos.

A dieta alcalina, como algumas outras, provoca fadiga ou mau hálito?

Muito pelo contrário! Apenas no início, nos primeiros dois a três dias, estes sintomas podem ocorrer, porque a dieta induz o organismo a se desintoxicar e, com isto, eliminar pela pele e pelas mucosas algumas matérias ácidas e tóxicas que o importunavam. Depois disto, a experiência é de uma rápida revitalização e de um hálito mais puro do que antes. O corpo agradece pela libertação das toxinas e começa a funcionar de maneira mais eficiente em todos os seus sistemas. Isso o ajuda a vencer doenças crônicas, talvez bem antigas, e a sensação é de uma incrível renovação da vida.

No Brasil, nossa população é muito fã de carne! Tem mesmo de cortar totalmente a carne da dieta alcalina?

Todas as carnes acidificam o sangue; juntamente com o açúcar refinado, são os alimentos mais acidificantes de todos. Por este motivo, elas precisam ser abolidas totalmente em uma dieta alcalinizante. Mas quero frisar novamente que a dieta alcalinizante propriamente dita se destina a combater enfermidades específicas e a ser usada por um determinado período de tempo, com prescrição médica ou da nutricionista. Se não for este o caso, e a pessoa estiver apenas interessada em se alimentar de modo um pouco mais alcalino, para se prevenir do câncer e de doenças autoimunes, fica a seu critério reduzir completamente ou apenas parcialmente o uso da carne. Algumas pessoas decidem ficar sem carne em casa, usando-a somente em eventos fora de casa, nos finais de semana. Outras resolvem que terão pratos com carne em três dias da semana. Outros preferem comê-la todos os dias, mas em pequena quantidade, como complemento de um prato de arroz ou legumes. Há também a já bem divulgada onda da “Segunda sem carne”, isto é, não consumir carne às segundas-feiras; e já existem vários restaurantes adaptados a esta opção. Mas é necessário lembrar que há outros alimentos acidificantes, como o vinagre, os refrigerantes, o café, as bebidas alcoólicas e os doces preparados com açúcar refinado. O regime alimentar é uma escolha pessoal; claro que as consequências são inevitáveis e diretamente proporcionais à escolha.

Dieta totalmente alcalinizante-A1

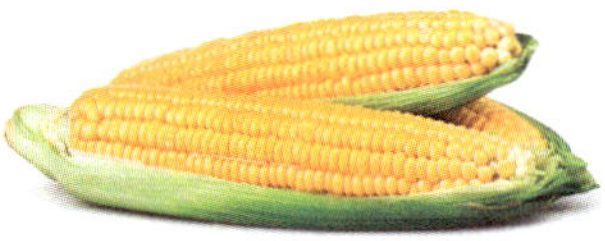

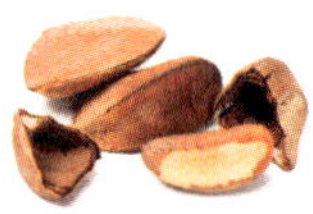

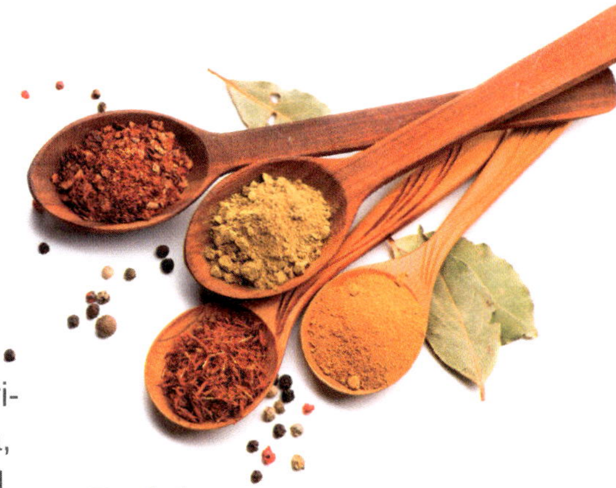

↗ À vontade:
Frutas doces cruas ou secas, verduras e hortaliças em geral, cruas ou cozidas ao vapor, milho-verde, batatinhas cozidas ou assadas na casca, mandioca, mandioquinha, inhame, cará e temperos de ervas, como salsinha, cebolinha, coentro, alho. Beber bastante água mineral com pH de 7 ou mais.

↗ Moderadamente:
Azeite de oliva, azeitonas, amêndoas ou castanhas-do-pará, ricota ou leite de soja, melado de cana, sal marinho.

Obs.: Pessoas que têm boa vitalidade e sentem muito calor, o que geralmente denota um eficiente metabolismo ácido/básico, podem acrescentar pequenas quantidades de frutas ácidas, incluindo limão e tomate, e um pouco de mel de abelhas.

↗ Excluir:
Pela duração da dieta, todos os outros alimentos, temperos e bebidas. Também peça ao seu médico a prescrição de suplementos de minerais alcalinos, como cálcio, magnésio etc.

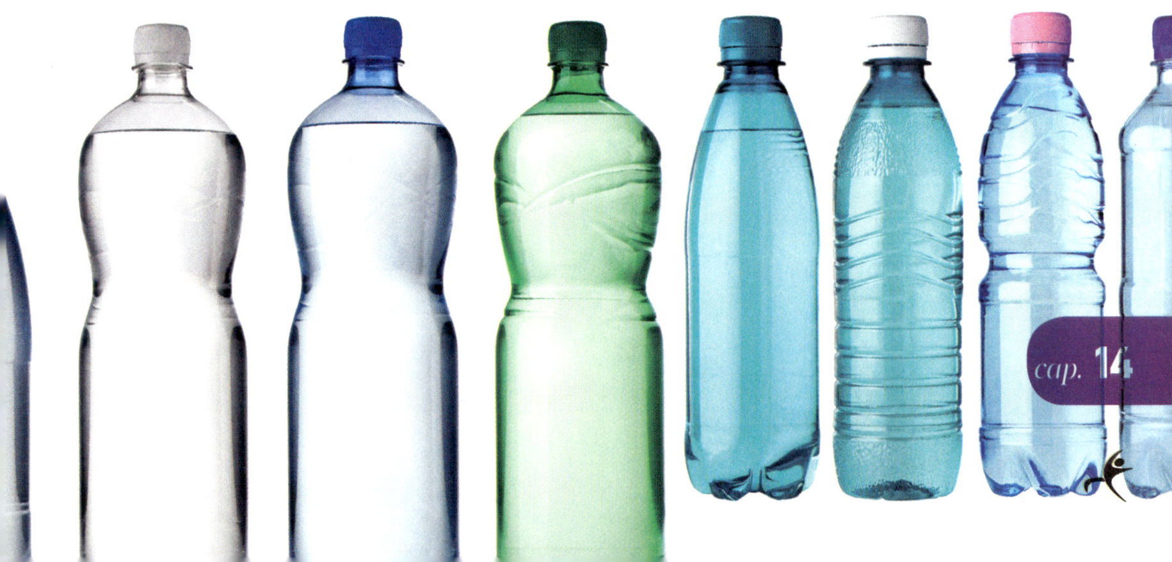

Dieta totalmente alcalinizante-A2

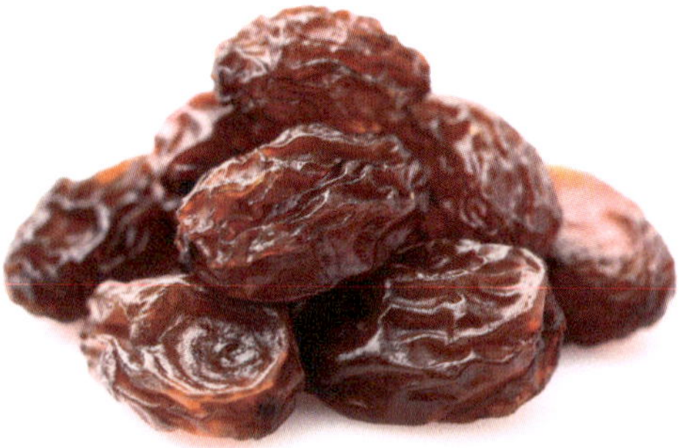

↗ À vontade:

Frutas doces cruas ou secas, verduras e hortaliças em geral, cruas ou cozidas ao vapor, milho-verde, batatinhas cozidas ou assadas na casca, mandioca, mandioquinha, inhame, cará.

↗ Moderadamente:

Cereais integrais, leguminosas, mel de abelhas, melado de cana, tomate, limão, frutas ácidas (azedas), ricota, iogurte e leite de soja, pão integral, amêndoas e castanhas-do-pará, ovos caipiras, azeite de oliva.

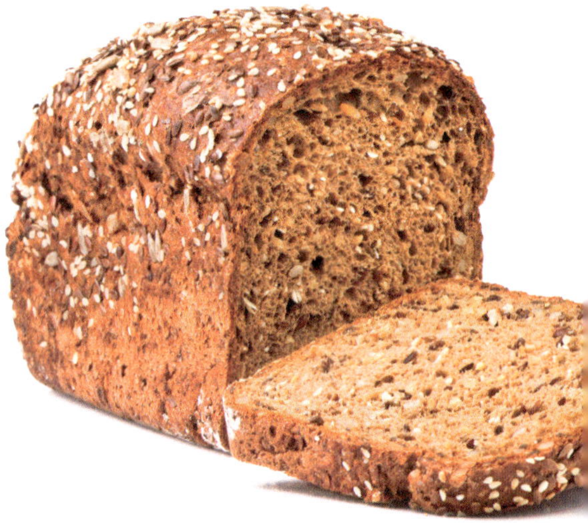

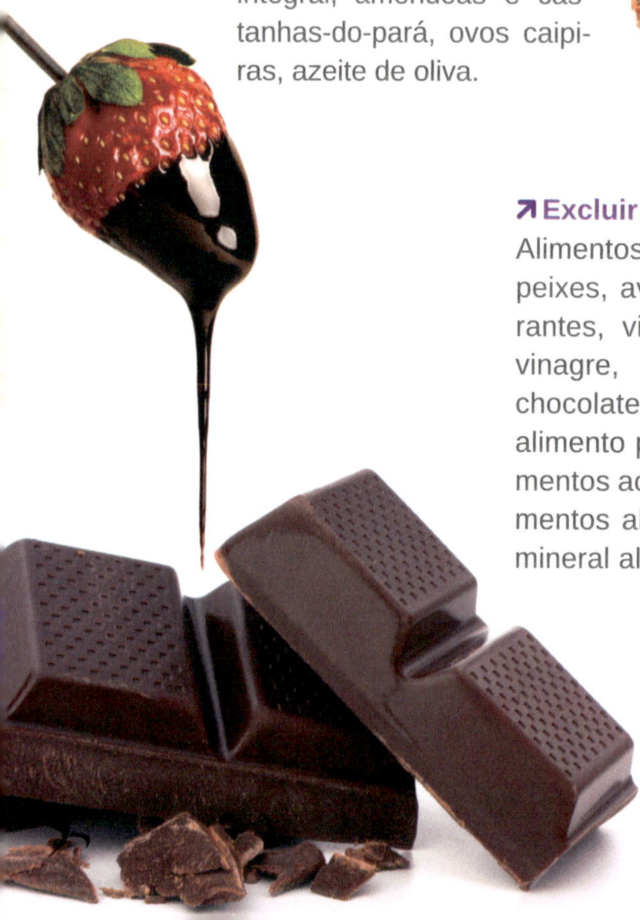

↗ Excluir:

Alimentos altamente acidificantes: carnes, peixes, aves, frutos do mar, açúcar, refrigerantes, vinho e outras bebidas alcoólicas, vinagre, café, chá-preto e mate, frituras, chocolates, queijos maduros. Balancear seu alimento para conter no máximo 20% de alimentos acidificantes e no mínimo 80% de alimentos alcalinizantes. Beber bastante água mineral alcalina, com pH de 7 ou mais.

Cardápio sugestivo na dieta totalmente alcalinizante (A1)

↗ No Desjejum:

Duas qualidades de frutas não ácidas, como: papaia ou mamão, banana, pera madura, maçã doce, melão, melancia, figo, caqui (200 a 300 gramas); duas a três batatinhas cozidas na casca (descascar no prato) com um fio de azeite alcalino (acidez máxima 0,5) e um pouco de sal; 6 amêndoas ou 2 castanhas-do-pará; 2 ameixas secas ou bananas-passa ou tâmaras. Se desejar, meia xícara de leite de soja adoçado com melado de cana. As batatinhas podem ser substituídas por mandioca, inhame ou cará.

↗ No almoço:

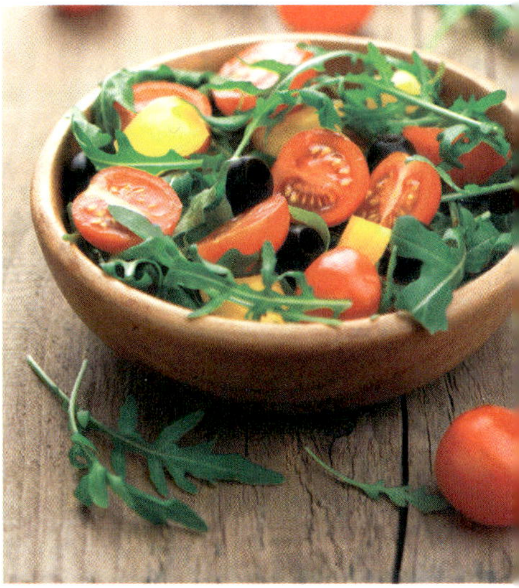

Iniciar com um prato cheio de salada crua, de folhas verdes, cenoura, beterraba, nabo ou rabanete, abobrinha ralada, chuchu fatiado com orégano, sementes de gergelim ou chia, azeitonas, pimentão amarelo ou vermelho, berinjela em cubinhos temperada com cebola e cheiro-verde, pepino fatiado, brócolis ou couve-flor ralados, polpa de coco verde; temperar com limão, azeite virgem e um pouco de sal ou gersal.

↗ Complementar com um dos pratos seguintes:

01 Bolinhos de mandioquinha com castanha-do-pará triturada; acompanha pimentão vermelho acebolado. **02** Assado de batata com champignon; cenouras cortadas ao comprido com salsinha. **03** Bolinho de mandioca; berinjela refogada com cebola e azeitonas verdes picadas. **04** Batata-doce assada (cozinhar pouco, cortar em fatias e assar no forno); jiló refogado com um pouco de tomate, ou couve-flor. **05** Purê de batata; 1 ovo pochê de quintal; vagem com salsinha e cebolinha e um fio de azeite. **06** Assado de purê de batata-doce, temperado com cebola e pimentão vermelho picadinhos, salpicado de amêndoas fatiadas; espinafre ao molho branco. **07** Batata assada no forno; cenoura picada e ervilha com molho branco. **08** Mandioca cozida e depois assada no forno; brócolis alho e óleo (sem fritar). **09** Batata cozida e cortada ao meio, recheada de champignon e assada; ervilha torta. **10** Purê de mandioquinha; suflê de chuchu, alho-poró abafado (sem fritar).

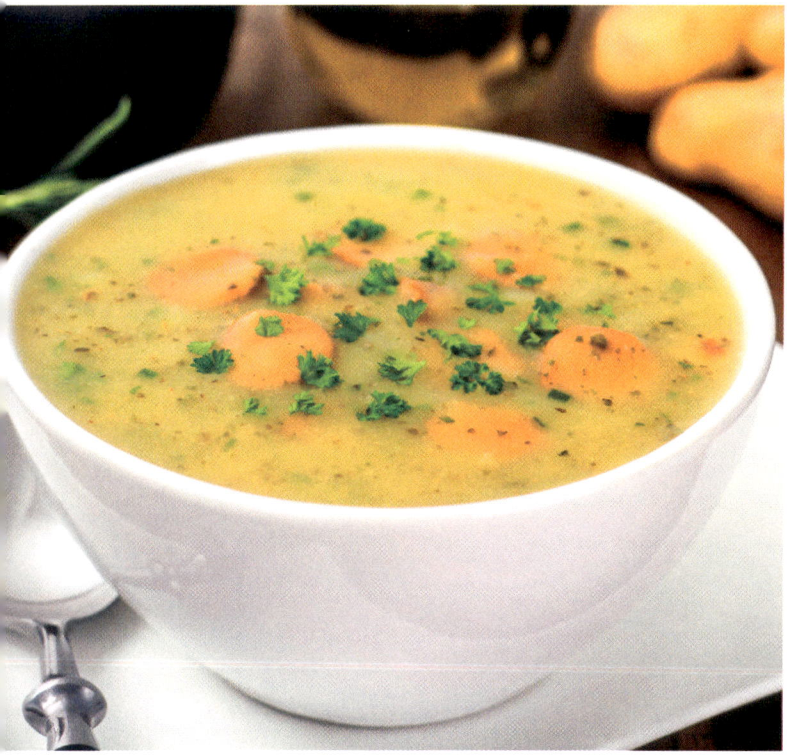

↗ No jantar:

Duas qualidades de frutas não ácidas (200 a 300 gramas) ou salada crua com polpa de coco verde e uma das seguintes opções: pão de alho; ou sopa de legumes com inhame ou batata ou mandioca; ou sopa de mandioquinha cremosa com lascas de amêndoas e cebolinha; ou sopa de cogumelos engrossada com polvilho ou fécula de batata; ou pão de batatas, com doce de banana madura sem açúcar; ou tapioca com patê vegetal (por exemplo de azeitonas pretas, ou de berinjela, ou de pimentão amarelo); ou assado de batata-doce com passas e amêndoas.

Nos intervalos das refeições, tomar muita água alcalina (pH de 7 ou mais), sucos não ácidos ou água de coco.

A duração desta dieta depende da moléstia a ser tratada, e será determinada pelo médico ou pelo nutricionista. Fornece nutrição completa. Se for de longa duração, pode ser alternada, por alguns dias no mês, com a dieta relativamente alcalinizante (A2).

Dra. Juliana Saldanha

Nutricionista e personal diet, Mestre em Ciências Médicas pela Universidade Federal Fluminense, especialista em Nutrição Clínica pela Universidade Gama Filho (RJ)

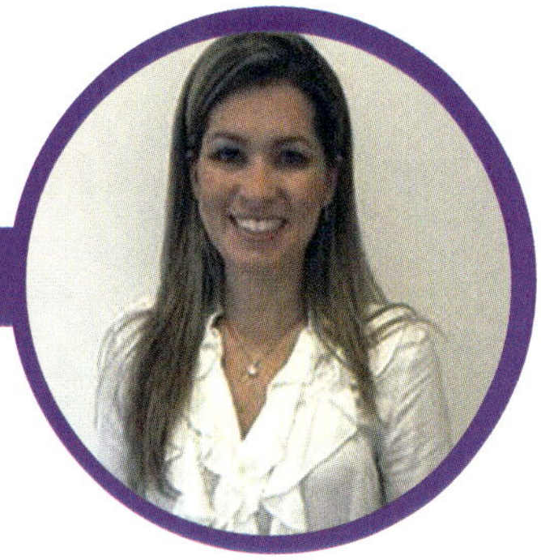

A dieta alcalina pode ser seguida por adolescentes e crianças? E mulheres grávidas ou amamentando?

A dieta alcalina reduz a quantidade de proteína das refeições, como carnes, ovos, leite e derivados, alimentos esses imprescindíveis para fases de crescimento. Considerando-se que a infância, adolescência, gestação e amamentação são fases de crescimento mais acelerado, não se recomenda a restrição desses grupos de alimentos. Nessas fases, principalmente, é de extrema importância a manutenção de uma dieta equilibrada em todos os nutrientes, ácidos ou não.

Quem prefere consumir alimentos integrais, é possível seguir a dieta alcalina? Em geral os alimentos integrais são considerados ácidos ou alcalinos?

Alimentos integrais, como pães, cereais, arroz e biscoitos, são fontes principalmente de carboidratos e fibras, não contribuindo de forma significativa para o conteúdo ácido da dieta. Ou seja, são alimentos mais alcalinos.

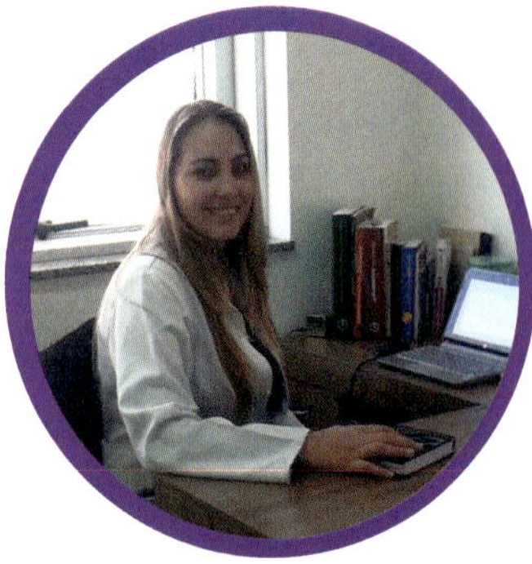

Dra. Simone Batista Coura

Nutricionista da Simonutri, clínica que oferece serviços diferenciados a fim de promover a conscientização sobre a importância dos alimentos por meio de atendimento personalizado e técnicas visando práticas nutricionais saudáveis

Como a dieta alcalina funciona em pessoas com disfunção da tireoide? E outras disfunções hormonais?

Irá funcionar da mesma forma. Mas quem tem hipotireoidismo terá de evitar alguns alimentos que estão presentes nessa dieta, como chá-verde, couve, repolho, ou consumi-los apenas cozidos ou refogados.

Como a dieta alcalina trabalha nosso metabolismo?

Fatores como alimentação desequilibrada e excesso de toxinas no corpo podem influenciar no aumento de peso. Assim, a alimentação que proporcione o pH equilibrado ocasiona a melhora do metabolismo, aumentando a eliminação de toxinas pelo organismo e a diminuição da retenção de líquidos. Com isso, é possível perder os quilinhos extras.

Há alguma determinação de número de refeições por dia, na dieta alcalina? Os "petiscos" que muita gente gosta de consumir durante o dia estão proibidos?

A dieta deve ter uma média de Valor Calórico de acordo com o metabolismo e atividade física do paciente. Não adianta fazer a dieta alcalina e continuar consumindo mais do que seu corpo precisa. Por isso, temos de saber os hábitos e atividades para descrever uma dieta adequada, mesmo que seja alcalina.

Para quem tem diabetes ou é pré-diabético, a dieta alcalina tem vantagens ou desvantagens?

Os açúcares em geral são os alimentos que mais geram resíduos ácidos no nosso organismo, mesmo em pessoas saudáveis (sem diabetes). Quando a glicose aumenta, pode desenvolver complicações do diabetes devido ao excesso de acidez sanguínea, devido à oxidação, entre outros problemas como a glicação e a inflamação.

Por isso é extremamente importante que todas as pessoas com diabetes sempre estejam bem hidratadas, para poder eliminar o excesso de acidez através da urina, na forma de ácido úrico. Como a dieta alcalina auxilia a eliminar toxinas, irá ajudar a neutralizar o pH e diminuir a inflamação, permitindo à insulina reconhecer a glicose.

> *"Não adianta fazer a dieta alcalina e continuar consumindo mais do que seu corpo precisa."*
>
> Dra. Simone Batista

Quem sofria de obesidade extrema e precisou fazer uma cirurgia bariátrica, é possível seguir a dieta alcalina normalmente?

Sim, pois muitos alimentos da dieta alcalina possuem grande quantidades de fibras, ajudando a dar saciedade. Também possuem muitos nutrientes, como vitaminas e minerais.

Como saciar a vontade de doces durante a dieta?

A vontade de comer doces está diretamente ligada ao aumento da produção de serotonina, um hormônio neurotransmissor responsável pela sensação de prazer. Há alimentos que são ricos em triptofano, uma substância que age na produção da serotonina, por isso devemos incluí-los em nossas refeições. São eles: aveia, banana, maçã, canela, grãos em geral, castanha-do-pará e o cacau.

Se faço exercícios físicos e ao mesmo tempo sigo a dieta alcalina, que alimentos posso comer antes e depois da academia?

Uma boa dica é consumir uma porção de abacate com uma porção de fibras, como a aveia, e uma colher de sobremesa de mel orgânico.

14 DICAS PARA UMA DIETA *Alcalina*

pH 1 Aprenda a comprar os alimentos necessários para a Dieta Alcalina fazendo uma lista... Mas não compre nada além do que está nela!

pH 2 Mesmo que esteja fazendo a Dieta Alcalina, não dispense atividade física.

pH 3 Aproveite a mudança nos hábitos alimentares para mudar também em outros aspectos da sua vida: parar de fumar e diminuir o consumo de álcool também faz melhorar a saúde.

pH 4 Não é porque você comerá apenas legumes e frutas que poderá comê-los em abundância. Comer porções razoáveis a cada 3 horas garante que você não passará fome.

pH 5 Duas vantagens pelo preço de uma: ao escolher os alimentos que irá comer, tente associar diversos atributos. Assim, você pode, por exemplo, comer um alimento alcalino que também seja rico em fibras ou em antioxidantes.

pH 6 Para medir o nível do pH de seu corpo, é necessário um exame de urina, a partir dele o médico poderá avaliar e informar se está dentro dos níveis normais.

pH 7 Cuidado ao eliminar totalmente os alimentos proteicos. Por isso o acompanhamento de um nutricionista é importante. Não seja radical na sua dieta sem recomendação de um profissional.

pH 8 Não desanime se você não perder peso rapidamente com a Dieta Alcalina. Lembre-se de que seu corpo precisa de um tempo para se adaptar ao novo tipo de alimentação.

pH 9 Somente em casos mais graves, de pessoas com organismo extremamente ácido, podem-se fazer dietas totalmente alcalinas.

pH 10 Não faça "mistura de dietas", pois cada dieta tem uma filosofia diferente e elas podem entrar em conflito. Em vez de ajudar, uma pode atrapalhar a outra.

pH 11 Legumes, frutas e vegetais orgânicos são um "plus" à Dieta Alcalina, pois são alimentos cultivados sem agrotóxicos e provenientes de agricultura ambientalmente correta.

pH 12 Que tal cultivar sua própria horta caseira e ter seus alimentos frescos e com aquele gostinho de "fui eu que plantei"?

pH 13 Busque sempre a alegria de viver, pois sem ela qualquer dieta será menos eficiente.

pH 14 Para tornar mais fácil e divertida, você pode criar um grupo de amigas para seguir a dieta junto com você. Trocando receitas, experiências e até, quem sabe, umas convidando as outras para um almoço ou jantar.

DIRETORIA: Jorge Carneiro e Rogé[rio] Ventura; **Diretor Editorial**: Henrique Ram[os] **Redação: Editor-chefe**: Daniel Styc[er] **Editoras**: Eliana Rinaldi e Renata Meirell[es] **Equipe Editorial**: Adriana Cruz, Sanc[...] Ribeiro, Débora Justiniano, Juliana Borg[...] Lívia Barbosa, Verônica Bareicha, Dani[...] Mesquita, Dalva Corrêa, Maria Flavia d[...] Reis e Jefferson Peres; **ARTE**: Télio Naveg[...] Maurício Tussi, Franconero Eleutério, Ju[...] Lapenne, Jefferson Gomes, Fabiano Re[...] Nathalia Guaraná, Talitha Magalhãe[s] Raphael Bellem; **Edição e Tratamento** [de] **Imagem**: Luciano Urbano e Reinaldo Pir[...] **Diagramação**: Maria Clara Rodrigue[s] Evandro Matoso; **Produção Gráfica**: Jor[...] Silva; **Tecnologia da Informação**: Már[...] Marques; **Marketing**: Everson Chaves (c[o]ordenação); Cássia Nascimento, Patrí[...] Reis, Luiza Martins e Jully Anne Cos[ta] **Controle**: William Cardoso e Clayt[on] Moura; **Circulação**: Luciana Perei[ra] Sara Martins, Wagner Cabral e Alexanc[...] Lima; **EDIOURO PUBLICAÇÕES [DE] PASSATEMPOS e MULTIMÍDIA LTD[A]** Rua Nova Jerusalém, 345, CEP 2104[...] 235 — Rio de Janeiro, RJ. Tel.: (0XX2[1]) 3882-8200, Fax: (0XX21) 2290-718[...] **Distribuição**: Dinap Ltda. – Distribuid[ora] Nacional de Publicações, Rua Dr. Ken[...] Shimomoto, nº 1678, CEP 06045-39[0] Osasco – SP. Tel.: PABX (0XX11) 3789-30[...]

Atendimento ao leitor:
0300-3131345 (custo de uma ligação local),
(0XX21) 3882-8300 (ligação local, RJ)

www.coquetel.com.br

PROJETO E REALIZAÇÃO
CRIATIVO
MERCADO EDITORIAL

PUBLISHER
Carlos Rodrigues
DIRETORA FINANCEIRA
Esilene Lopes de Lima
AUTOR
Dario Chaves
DIREÇÃO DE ARTE
Marcelo Almeida
EDITOR
René Ferri